跟我学中药（上）

——中药的起源与药性

刘 宇 张继红 楚 立 主编

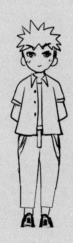
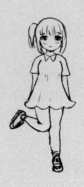
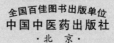
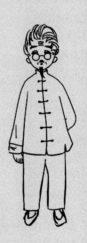

全国百佳图书出版单位
中国中医药出版社
·北京·

U0346198

图书在版编目（CIP）数据

跟我学中药 . 上，中药的起源与药性 / 刘宇，张继红，
楚立主编 . —北京：中国中医药出版社，2022.10
ISBN 978-7-5132-5436-6

Ⅰ . ①跟… Ⅱ . ①刘… ②张… ③楚… Ⅲ . ①中药学—
普及读物②中药学—医学史—普及读物③中药学—药性—
普及读物 Ⅳ . ① R28-49

中国版本图书馆 CIP 数据核字 (2018) 第 301466 号

中国中医药出版社出版

北京经济技术开发区科创十三街 31 号院二区 8 号楼
邮政编码　100176
传真　010-64405721
三河市同力彩印有限公司印刷
各地新华书店经销

开本 880×1230　1/32　印张 8.75　字数 151 千字
2022 年 10 月第 1 版　2022 年 10 月第 1 次印刷
书号　ISBN 978-7-5132-5436-6

定价 45.00 元
网址　www.cptcm.com

服 务 热 线　010-64405510
购 书 热 线　010-89535836
维 权 打 假　010-64405753

微信服务号　**zgzyycbs**
微商城网址　**https://kdt.im/LIdUGr**
官 方 微 博　**http://e.weibo.com/cptcm**
天猫旗舰店网址　**https://zgzyycbs.tmall.com**

如有印装质量问题请与本社出版部联系（010-64405510）

《跟我学中药（上）——中药的起源与药性》
编委会

编者的话

中药，是指在中医理论指导下，用于预防、治疗、诊断疾病并具有康复和保健作用的物质。《中药学》为我国高等中医药院校的必修课，亦是广大中医临床工作者的案头必备书籍。但中药学相关知识涉及面广、体系庞杂、药味众多、内容较为枯燥，且药物间功用的相似性也给学习者带来较大困难。

《跟我学中药》是为广大中医药院校师生及中医药爱好者编写。本丛书以漫画的形式介绍中药学的基本理论、基本知识、基本技能，融学术性、趣味性、可读性于一体，以求寓庄于谐、寓教于乐，旨在对普及中医药知识、弘扬传统文化做出有益地探索和尝试。唯望中医的普及与传承如源源不竭的泉水，虽然点点滴滴，却能滋润心田，给大家带来绵长而持久的甘甜与清凉。

本丛书以"十四五"普通高等教育本科国家级规划教材《中药学》（钟赣生主编）为蓝本，分为上下两册。上册主要介绍中药基础知识，如中药的起源、中药的分类与采收、中药的药性、中药的配伍与用法等。下册主要分类介绍常用中药。

本书的酝酿、编写、审校与定稿，得到了河北中医学院药学院领导、老师和同学的大力支持与帮助，谨此致以诚挚的谢意！编写经验尚属不足，如存在不足之处，敬请各位读者提出宝贵意见，不胜感激！

本书编委会
2022 年 5 月

我们的 ③ 个主角儿

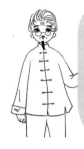

老甘　教授，泰斗

属性：学富五车 + 才高八斗 + 风流倜傥 + 鹤发童颜 + 老当益壮 + 慈祥仁爱，嗯……不过有时候严肃了点儿，哈哈。

（取中药甘草**纯和中正、老成持重、厚德载物**之义）

菖蒲　师兄，教授的研究生

属性：眉清目秀 + 英俊潇洒 + 一表人才 + 好学上进 + 坚毅果敢 + 见多识广，嗯……不过有时候有点儿不扎实，嘻嘻。

（取中药石菖蒲**生性强健、直立挺拔、效专力宏**之义）

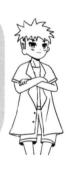

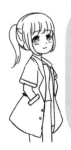

白芷　师妹，教授的学生

属性：沉鱼落雁 + 闭月羞花 + 亭亭玉立 + 活泼伶俐 + 敏而好学 + 勤勉好问，嗯……萌萌哒，啦啦。

（取中药白芷**面容姣好、肤色白皙、纯净无暇**之义）

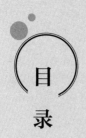

目录

第一章　中药的起源 / 001

那黑乎乎的汤是什么？ / 003

关于中药的三个误会 / 006

长在你身上的中药 / 010

神农是谁 / 014

治大国如烹小鲜 / 018

何以解忧　唯有杜康 / 021

蒹葭苍苍，白露为霜——诗经与中药 / 024

山海经与中药 / 027

现存最早的药学专著 / 031

丝路上的驼铃声 / 036

葛洪与屠呦呦 / 039

陶弘景，何许人也 / 042

别忘了我们的药王 / 046

最早的药典《新修本草》/ 050

唐诗里的中药 / 053

宋代的皇帝竟是中医名家，信不信由你 / 057

李煜之死 / 061

《证类本草》的文献价值 / 065

清明上河图里的医药元素 / 068

异彩纷呈的金元医学 / 072

虽命医书，实骸物理 / 075

赵学敏和《本草纲目拾遗》/ 079

黄宫绣的《本草求真》/ 083

第二章　中药的药性 / 087

辨药性，识中药 / 089

热者寒之，寒者热之 / 098

厨房到厅堂的飞跃 / 105

"满头大汗"说辛味 / 113

甘味与"和事佬" / 119

望梅止渴话酸味 / 125

苦味中的三黄兄弟 / 134

海货里的大学问 / 142

淡然处之 / 147

香气袭人 / 155

问君路远何处去 / 165

向上走还是向下走 / 173

毒药之毒 / 180

福祸只在医者的一念之间 / 186

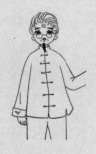

第三章　中药的配伍与用法 / 193

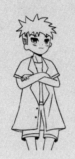

药之七情如人之七情 1 / 195

药之七情如人之七情 2 / 202

十八反与十九畏 / 208

你有"忌口"吗 / 216

中药不传之秘在于量 / 224

先放还是后放 / 231

第四章　中药的分类与采收 / 239

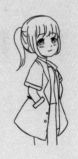

匠心独运的中药命名 / 241

深入民间的走方医药 / 250

药材好，药才好 / 253

柳枝搅拌不停手 / 256

三月茵陈四月蒿 / 259

百花药苑的奇葩——民族药 / 264

第一章

中药的起源

那黑乎乎的汤是什么？

导读：

凡是以中国传统医药理论采集、炮制、制剂、说明作用机理，指导临床应用的药物，统称为中药。

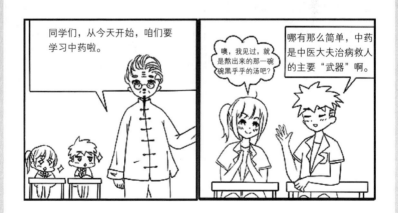

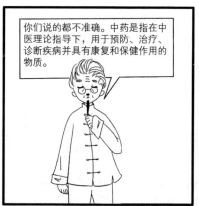

你们说的都不准确。中药是指在中医理论指导下，用于预防、治疗、诊断疾病并具有康复和保健作用的物质。

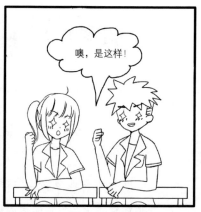

噢，是这样！

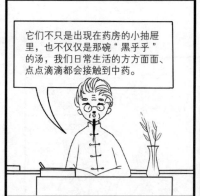

它们不只是出现在药房的小抽屉里，也不仅仅是那碗"黑乎乎"的汤，我们日常生活的方方面面、点点滴滴都会接触到中药。

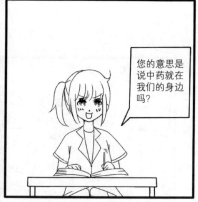

您的意思是说中药就在我们的身边吗？

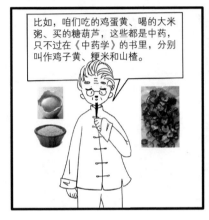

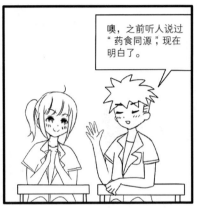

中药的发明和应用，在我国有着悠久而厚重的历史，有着独特的理论体系和应用形式，是中医学的重要组成部分。千百年来，正是这些草木、玉石、虫兽，为中华民族的生生不息和繁荣昌盛保驾护航。岁月的积淀与沧桑早已将中药印刻成了国人的集体记忆。这种敬畏之情挥之不去、历久弥新。就让我们在本草的清香中，翻开历史的长卷，开启雄奇瑰丽的中药之旅！

关于中药的三个误会

导读：

"中药就是中医开的药""中药就是中国出产的药""中药就是天然药"，这是三句一不留神就会说错的话。

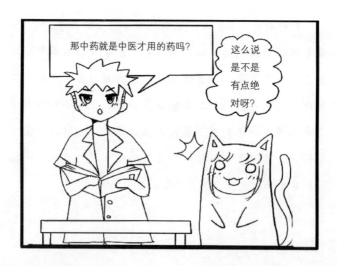

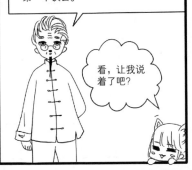

这正是我要说的人们在认识中药时的第一个误会。

看，让我说着了吧？

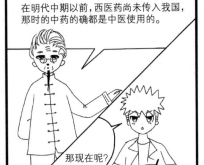

在明代中期以前，西医药尚未传入我国，那时的中药的确都是中医使用的。

那现在呢？

当今就大不一样啦，西医中使用中药，尤其是中成药的大有人在，所以今天的中药已不再是完全由中医使用了。

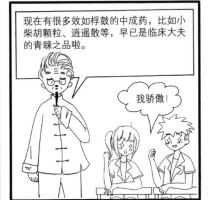

现在有很多效如桴鼓的中成药，比如小柴胡颗粒、逍遥散等，早已是临床大夫的青睐之品啦。

我骄傲！

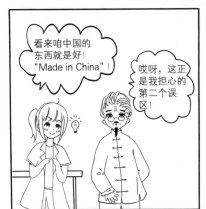

看来咱中国的东西就是好！"Made in China"！

哎呀，这正是我担心的第二个误区！

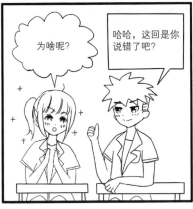

为啥呢？

哈哈，这回是你说错了吧？

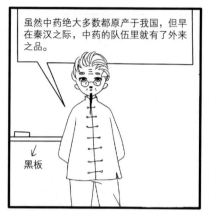

虽然中药绝大多数都原产于我国，但早在秦汉之际，中药的队伍里就有了外来之品。

黑板

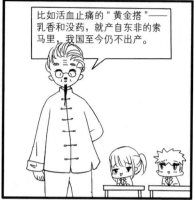

比如活血止痛的"黄金搭"——乳香和没药，就产自东非的索马里，我国至今仍不出产。

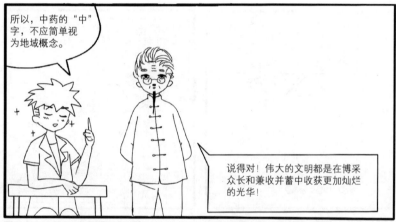

所以，中药的"中"字，不应简单视为地域概念。

说得对！伟大的文明都是在博采众长和兼收并蓄中收获更加灿烂的光华！

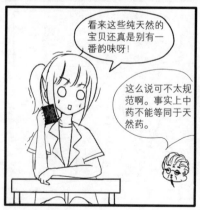

看来这些纯天然的宝贝还真是别有一番韵味呀！

这么说可不太规范啊。事实上中药不能等同于天然药。

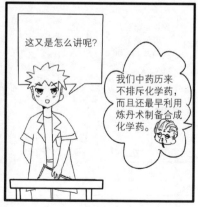

这又是怎么讲呢？

我们中药历来不排斥化学药，而且还最早利用炼丹术制备合成化学药。

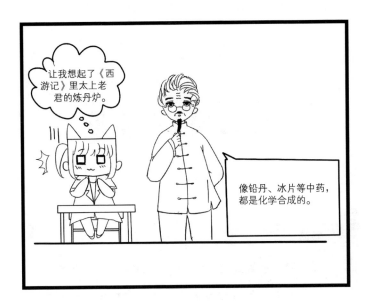

　　早在汉代，就将我国传统的药物界定为"治病之草"。很长一段时间以来，有人说"中药就是中医使用的药""中药就是中国出产的药""中药就是天然药"等。这些说法都不全面，没有揭示出中药的本质特征。现在，中药早已超越了中医与西医的界限，超越了国家与民族的界限，超越了自然与人工的界限，包罗万象，海纳百川，朝着更广阔的未来不断迈进，继续为人类的健康保驾护航！

长在你身上的中药

导读：

如果用"如影随形"来形容我们每个人与中药的关系，你似乎会感到有些夸张，但事实的确如此，因为在你的身上，就"长着"许多味中药，信不信由你！

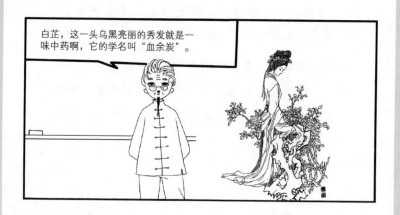

白芷，这一头乌黑亮丽的秀发就是一味中药啊，它的学名叫"血余炭"。

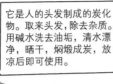

它是人的头发制成的炭化物。取来头发，除去杂质。用碱水洗去油垢，清水漂净，晒干，焖煅成炭，放凉后即可使用。

看来本宝宝的头发也很有用，也能"救死扶伤"嘛。

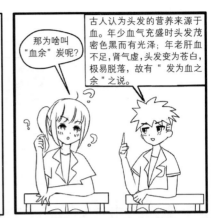

那为啥叫"血余"炭呢？

古人认为头发的营养来源于血。年少血气充盛时头发茂密色黑而有光泽；年老肝血不足，肾气虚，头发变为苍白，极易脱落，故有"发为血之余"之说。

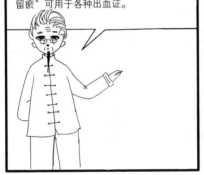

是的，血余炭苦、平，归肝、胃经，具有收敛止血、化瘀利尿的作用，"止血而不留瘀"可用于各种出血证。

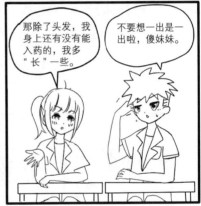

那除了头发，我身上还有没有能入药的，我多"长"一些。

不要想一出是一出啦，傻妹妹。

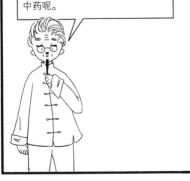

除了头发之外，人的指甲也是一味中药呢。

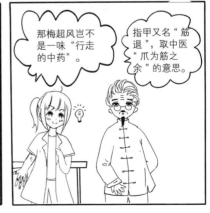

那梅超风岂不是一味"行走的中药"。

指甲又名"筋退"，取中医"爪为筋之余"的意思。

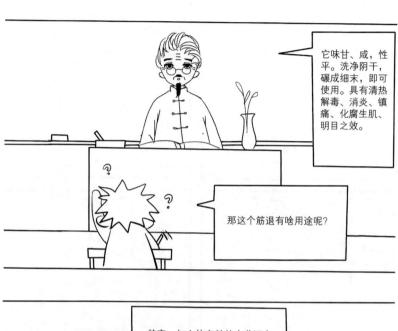

它味甘、咸，性平。洗净阴干，碾成细末，即可使用。具有清热解毒、消炎、镇痛、化腐生肌、明目之效。

那这个筋退有啥用途呢？

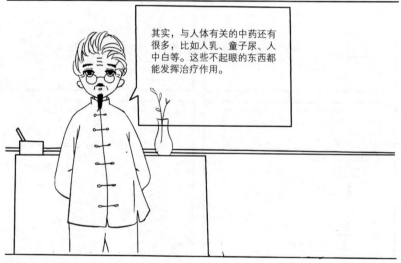

其实，与人体有关的中药还有很多，比如人乳、童子尿、人中白等。这些不起眼的东西都能发挥治疗作用。

　　或许是受到"诸药以草为本"的影响，我们在谈到中药时似乎会将关注的焦点放到姹紫嫣红、娇嫩青翠的植物药上。殊不知，在我们身上也藏着中药。其实转念一想，作为目前这个星球上最高等的动物，我们身上"长"出几味能治病的好东西也算不上"高大上"的事呀。还是那句话，世间不缺少美好之物，缺少的往往是发现中药之美的眼睛。中药"长"在我们身上，伴随我们度过人生的每时每刻、每分每秒，还有什么是比这更神奇的事呢？

神农是谁

导读：

在中药的世界里，"神农"是个大名鼎鼎的人物，是中华民族的医药之祖、农业之祖、商贸之祖……是中医药世界里"传奇"的代名词。

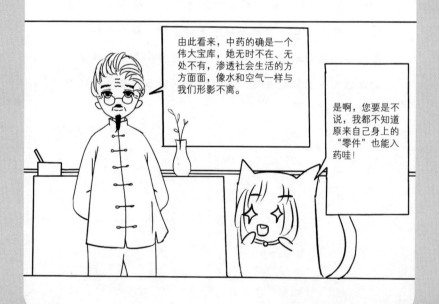

由此看来，中药的确是一个伟大宝库，她无时不在、无处不有，渗透社会生活的方方面面，像水和空气一样与我们形影不离。

是啊，您要是不说，我都不知道原来自己身上的"零件"也能入药哇！

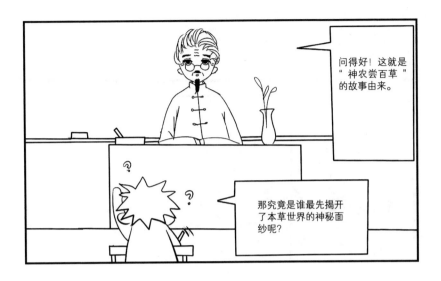

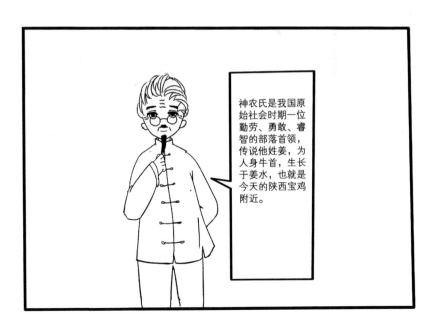

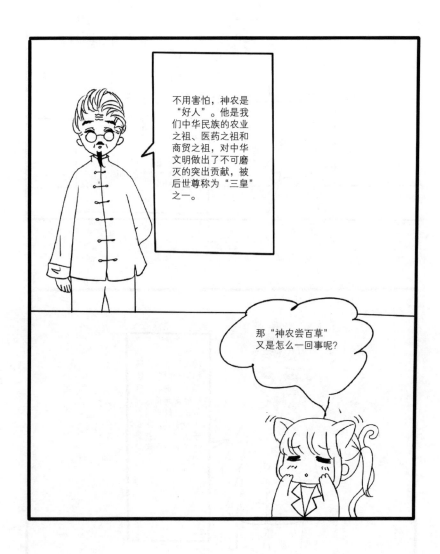

是啊，神农让先民们知道了什么是大枣的甘润可口，什么是地瓜的寡淡薄味，什么是大黄的腹泻不止，什么是麻黄的汗出如油。

传说中神农魁梧伟岸，力大无穷，是天上的土神。在遥远的太古时代，先民们为了生存和大自然做斗争，为果腹而饥不择食，难免受毒害。

噢，我明白了，神农就是以生命为代价探索未知世界的开路先锋！

神农为体恤人间的疾苦而翻山越岭，四处寻找可以吃的植物，尝遍了可以救人的花花草草，细心观察，仔细品味。

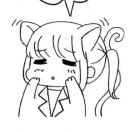

　　中药的起源是我国劳动人民长期生活和医疗实践的结果，神农就是劳动人民的先导，他身上闪耀的是创业精神，是奉献精神，更是敢为天下先的牺牲精神，使中华民族在与自然的斗争中，摆脱了愚昧和野蛮，走向了文明！正如《淮南子·修务训》所云："神农尝百草之滋味，水泉之甘苦，令民之所避就，当此之时，一日而遇七十毒。"

治大国如烹小鲜

导读：

究竟是谁让本草变成了"黑乎乎的药汤"呢？是一位叫作伊尹的殷商名相。他还用"治大国如烹小鲜"的道理征服了商王，开创了盛世。

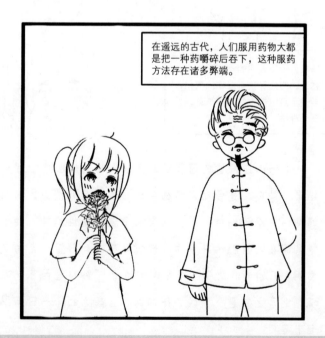

在遥远的古代，人们服用药物大都是把一种药嚼碎后吞下，这种服药方法存在诸多弊端。

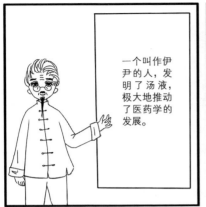

一个叫作伊尹的人，发明了汤液，极大地推动了医药学的发展。

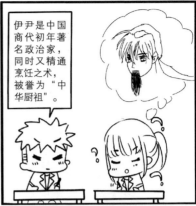

伊尹是中国商代初年著名政治家，同时又精通烹饪之术，被誉为"中华厨祖"。

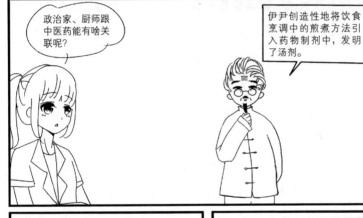

政治家、厨师跟中医药能有啥关联呢？

伊尹创造性地将饮食烹调中的煎煮方法引入药物制剂中，发明了汤剂。

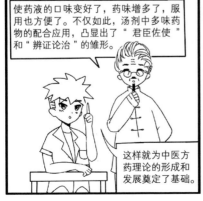

使药液的口味变好了，药味增多了，服用也方便了。不仅如此，汤剂中多味药物的配合应用，凸显出了"君臣佐使"和"辨证论治"的雏形。

这样就为中医方药理论的形成和发展奠定了基础。

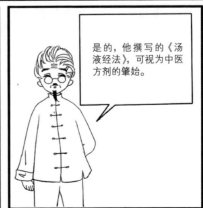

是的，他撰写的《汤液经法》，可视为中医方剂的肇始。

　　伊尹有经天纬地之才，他不仅善于烹饪，还将其拓展到治国领域，劝诫国君要勤于政事，方可国泰民安。曾经地位卑微的他，有着一颗"志愿普救生灵之苦"的仁心。伊尹对医学最大的贡献在于将烹饪、占卜与医药等知识融会贯通，创制汤剂和食疗方剂，开创中医"药食同源"的先河，而汤剂也就成为中药最常用的剂型之一而流传后世。伊尹的传奇经历，彰显着"良相"与"良医"的完美结合。今日的医者，同样应以"治大国如烹小鲜"的执着、精细与勤勉躬身实践、发奋图强，唯有如此，才能成为苍生大医。

何以解忧　唯有杜康

导读：

"酒实在是妙，几杯落肚之后就会觉得飘飘然、醺醺然"——梁实秋。可曾想过，酒作为"百药之长"的妙处还远不止如此。

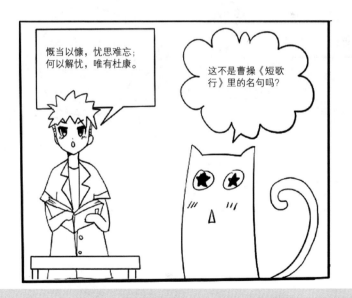

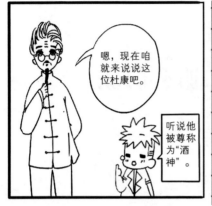

嗯，现在咱就来说说这位杜康吧。

听说他被尊称为"酒神"。

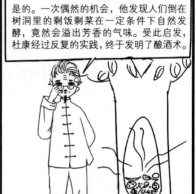

是的。一次偶然的机会，他发现人们倒在树洞里的剩饭剩菜在一定条件下自然发酵，竟然会溢出芳香的气味。受此启发，杜康经过反复的实践，终于发明了酿酒术。

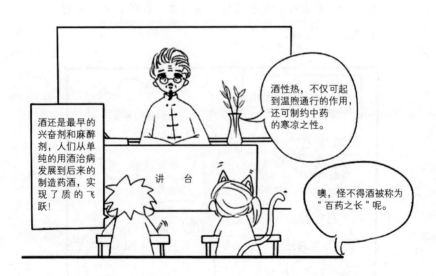

酒还是最早的兴奋剂和麻醉剂，人们从单纯的用酒治病发展到后来的制造药酒，实现了质的飞跃！

酒性热，不仅可起到温煦通行的作用，还可制约中药的寒凉之性。

噢，怪不得酒被称为"百药之长"呢。

讲　台

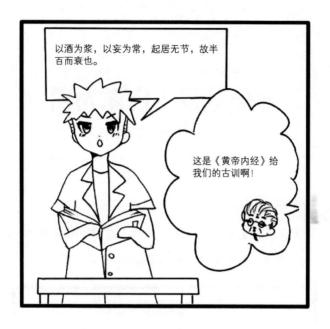

　　中国古代的酿酒历史源远流长，虽非一人之力可以完成，但杜康着实成为了杰出的代表，他身上彰显着古代中国人的文明精神、科学精神和独创精神。时至今日，无论杜康的身份如何，人们对于他的崇拜与尊敬都是坚定而不可动摇的，而酒剂的发明与应用更是极大地推动了医药事业的发展。酒的醇香，在沁人心脾的同时，还带给病者对未来的信心与力量！

蒹葭苍苍，白露为霜
——诗经与中药

导读：

《诗经》是我国古代第一部诗歌总集，涉及植物140多种，其中不乏现代常见的药用植物。

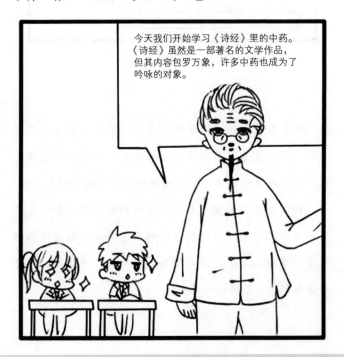

今天我们开始学习《诗经》里的中药。《诗经》虽然是一部著名的文学作品，但其内容包罗万象，许多中药也成为了吟咏的对象。

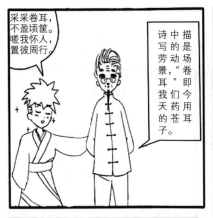

采采卷耳，不盈顷筐。嗟我怀人，置彼周行。

诗中描写的是劳动场景，"卷耳"即今天我们用的药苍耳子。

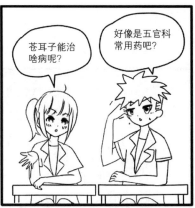

苍耳子能治啥病呢？

好像是五官科常用药吧？

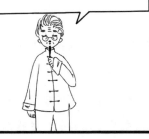

苍耳子味辛、苦，性温，归肺经。具有散风寒、通鼻窍、祛风湿和止痛之功，临床视其为鼻科要药，对于鼻塞流涕、不闻香臭者，往往应手取效。

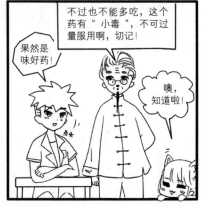

不过也不能多吃，这个药有"小毒"，不可过量服用啊，切记！

果然是味好药！

噢，知道啦！

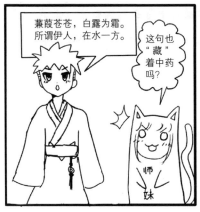

蒹葭苍苍，白露为霜。所谓伊人，在水一方。

这句也"藏"着中药吗？

师妹

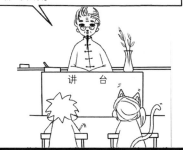

没错，《诗经》里的"蒹葭"就是芦苇。芦苇最早入药是在药王孙思邈的《备急千金要方》里，具有清肺化痰，逐瘀排脓的功效。

讲台

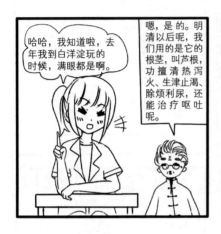

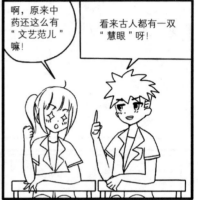

　　《诗经》是西周时代的文学作品，也可以说是我国文献中最早记载具体药物的书籍。书中收录了100多种药用动、植物名称，如苍耳、芍药、鲤鱼等，并记载了某些品种的采集、性状、产地及服用季节等。我们应该感谢先贤的吟咏。他们的美好诗篇和宝贵的精神财富，赋予了后人几多情愫、几多回忆、几多感慨，让我们在本草之香中，不断汲取前进的力量！

山海经与中药

导读：

《山海经》一书保存了我国上古时代民族、宗教、历史、地理、医药、矿产等方面的宝贵资料，是古代的百科全书。

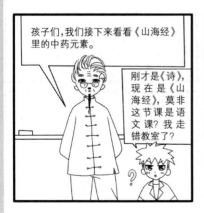

孩子们，我们接下来看看《山海经》里的中药元素。

刚才是《诗》，现在是《山海经》，莫非这节课是语文课？我走错教室了？

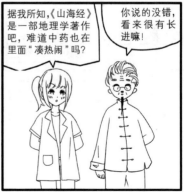

据我所知，《山海经》是一部地理学著作吧，难道中药也在里面"凑热闹"吗？

你说的没错，看来很有长进嘛！

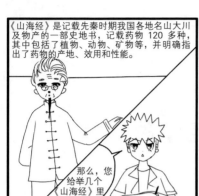

《山海经》是记载先秦时期我国各地名山大川及物产的一部史地书，其中包括了植物、动物、矿物等，并明确指出了药物的产地、效用和性能。

那么，您给举几个《山海经》里的中药吧？

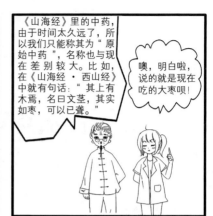

《山海经》里的中药，由于时间太久远了，所以我们只能称其为"原始中药"，名称也与现在差别较大。比如，在《山海经·西山经》中就有句话："其上有木焉，名曰文茎，其实如枣，可以已聋。"

噢，明白啦，说的就是现在吃的大枣呗！

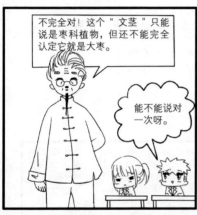

不完全对！这个"文茎"只能说是枣科植物，但还不能完全认定它就是大枣。

能不能说对一次呀。

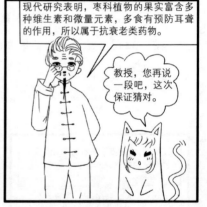

现代研究表明，枣科植物的果实富含多种维生素和微量元素，多食有预防耳聋的作用，所以属于抗衰老类药物。

教授，您再说一段吧，这次保证猜对。

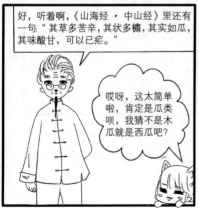

好，听着啊，《山海经·中山经》里还有一句："其草多苦辛，其状多櫙，其实如瓜，其味酸甘，可以已疟。"

哎呀，这太简单啦，肯定是瓜类呗，我猜不是木瓜就是西瓜吧？

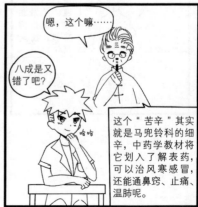

嗯，这个嘛……

八成是又错了吧？

这个"苦辛"其实就是马兜铃科的细辛，中药学教材将它划入了解表药，可以治风寒感冒，还能通鼻窍、止痛、温肺呢。

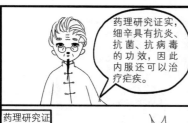

药理研究证实，细辛具有抗炎、抗菌、抗病毒的功效，因此内服还可以治疗疟疾。

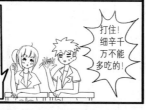

药理研究证实，细辛具有抗炎、抗菌、抗病毒的功效，因此内服还可以治疗疟疾。

打住！细辛千万不能多吃的！

吓死宝宝啦！

细辛虽然用途广泛，但毕竟为有毒之品，中医讲"细辛不过钱"的，所以细辛既不能常服，更不能多服。

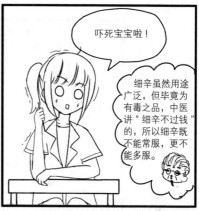

好啦，我们言归正传啊。从某种意义上讲，《山海经》堪称我国古代第一部中医学著作，对后世中医学的影响具有无可比拟的重要作用。

我国现存最早的药物学专著——《神农本草经》中对于一些药物特点和疗效的记载和描述，就源自《山海经》。

好的！

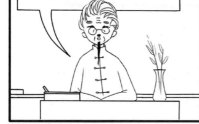

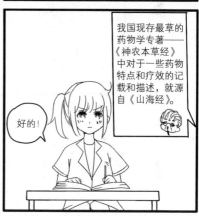

《本草纲目》记载的很多药物的习性和药用价值也都与《山海经》大致吻合。

本草纲目

《山海经》
《黄帝内经》
《伤寒杂病论》

《山海经》中记载疾病病种达31种之多，很多疾病的名称为《黄帝内经》所采用，张仲景的《伤寒杂病论》亦能依稀看到《山海经》的影子。

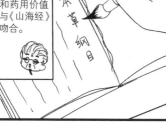

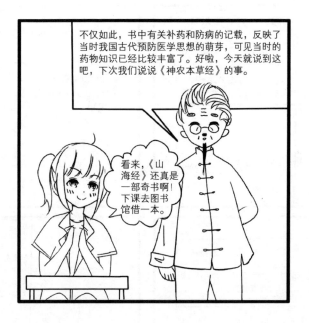

据统计，《山海经》涉及的植物有60种，记载动物、植物、矿物药材共计113种，这113种中药材又可分为治疗五官科、内科、妇科、精神科几大类别的疾病，还有一些具有养生、美容、调理、宗教作用的中药。它像一座知识宝库，储藏着历史、地理、文学、医学、宗教、民俗、绘画艺术、神话传说、奇闻轶事、杂论等多方面的宝贵知识，徜徉其中，使人流连忘返，值得一读再读。

现存最早的药学专著

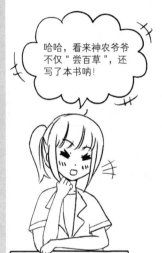

哈哈，看来神农爷爷不仅"尝百草"，还写了本书呐！

导读：

正是因为"现存最早"四个字，使得《神农本草经》成为永恒的经典，为中药学的全面发展奠定了理论基础。

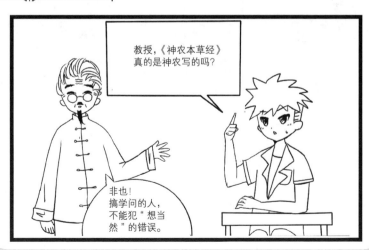

教授，《神农本草经》真的是神农写的吗？

非也！搞学问的人，不能犯"想当然"的错误。

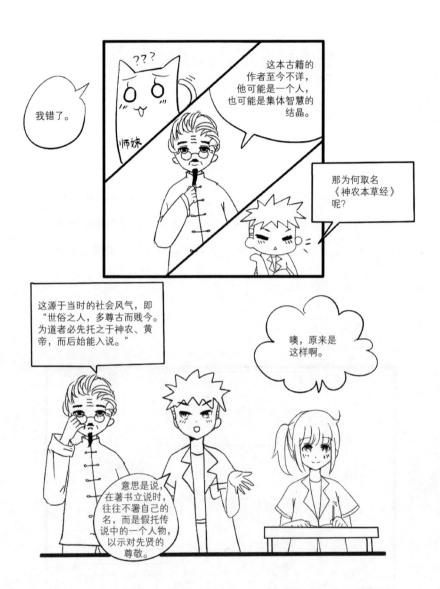

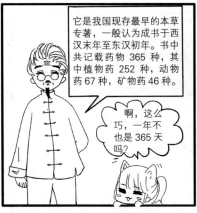

它是我国现存最早的本草专著，一般认为成书于西汉末年至东汉初年。书中共记载药物365种，其中植物药252种，动物药67种，矿物药46种。

啊，这么巧，一年不也是365天吗？

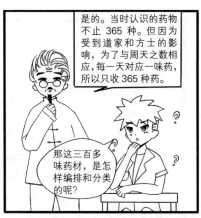

是的。当时认识的药物不止365种。但因为受到道家和方士的影响，为了与周天之数相应，每一天对应一味药，所以只收365种药。

那这三百多味药材，是怎样编排和分类的呢？

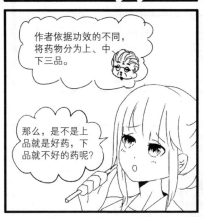

作者依据功效的不同，将药物分为上、中、下三品。

那么，是不是上品就是好药，下品就不好的药呢？

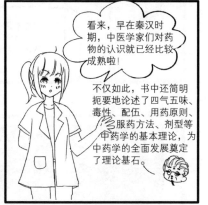

看来，早在秦汉时期，中医学家们对药物的认识就已经比较成熟啦！

不仅如此，书中还简明扼要地论述了四气五味、毒性、配伍、用药原则、服药方法、剂型等中药学的基本理论，为中药学的全面发展奠定了理论基石。

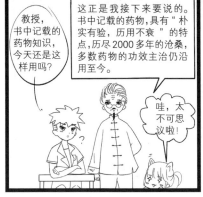

教授，书中记载的药物知识，今天还是这样用吗？

这正是我接下来要说的。书中记载的药物，具有"朴实有验，历用不衰"的特点，历尽2000多年的沧桑，多数药物的功效主治仍沿用至今。

哇，太不可思议啦！

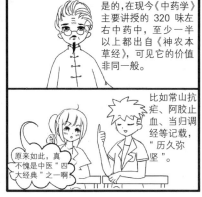

是的，在现今《中药学》主要讲授的320味左右中药中，至少一半以上都出自《神农本草经》，可见它的价值非同一般。

比如常山抗疟、阿胶止血、当归调经等记载，"历久弥坚"。

原来如此，真不愧是中医"四大经典"之一啊！

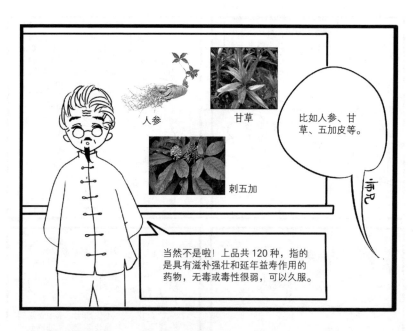

人参

甘草

刺五加

比如人参、甘草、五加皮等。

当然不是啦！上品共120种，指的是具有滋补强壮和延年益寿作用的药物，无毒或毒性很弱，可以久服。

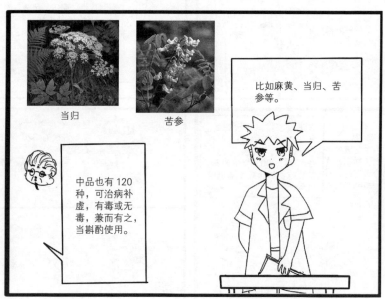

当归

苦参

比如麻黄、当归、苦参等。

中品也有120种，可治病补虚，有毒或无毒，兼而有之，当斟酌使用。

那下品就一定是有毒的，不能长期服用的了呗？

这么说不够严谨。下品共 125 种，功专祛寒热、破积聚，治病攻邪，多有毒性，不可久服。

比如乌头、半夏、巴豆等。

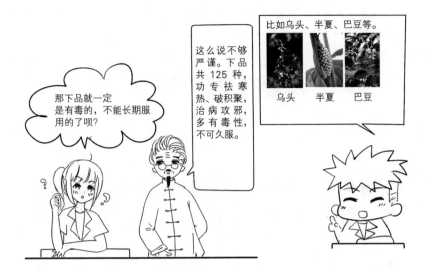

乌头　　半夏　　巴豆

《神农本草经》是汉代以前药学知识和经验的第一次大总结，奠定了我国大型本草的编写基础，是我国最早的药学文献，被奉为"四大经典"之一，对中药学的发展产生了极为深远的影响。

丝路上的驼铃声

导读：

　　绵延数千公里的古道，承载着岁月的沧桑，镌刻着勇者的功绩，彰显着交流的渴望，记录着盛世的辉煌，更饱含着中药的情怀。

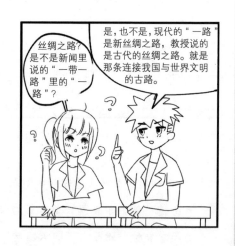

丝绸之路？是不是新闻里说的"一带一路"里的"一路"？

是，也不是，现代的"一路"是新丝绸之路，教授说的是古代的丝绸之路。就是那条连接我国与世界文明的古路。

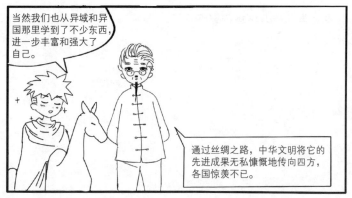

当然我们也从异域和异国那里学到了不少东西，进一步丰富和强大了自己。

通过丝绸之路，中华文明将它的先进成果无私慷慨地传向四方，各国惊羡不已。

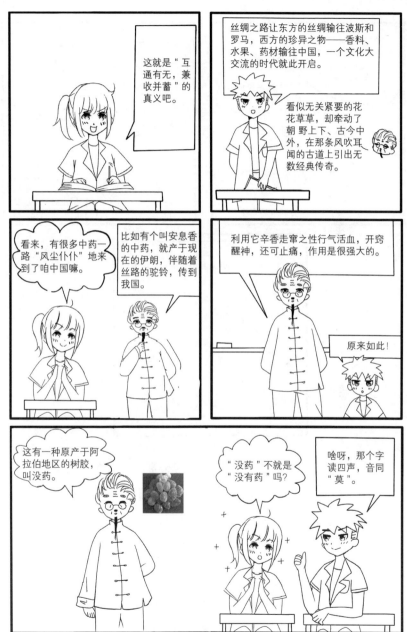

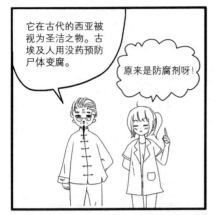

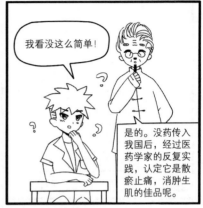

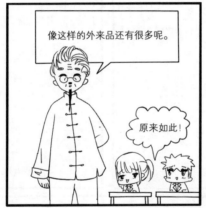

　　丝路一开，仿佛打开了文明之窗，你来我往之间，新鲜的货物琳琅满目，新鲜的思想碰撞激荡，新鲜的文明交互融合，这是一条戴在欧亚大陆上的金色项链，引领着沿途的人们走向繁荣，走向荣光。曾几何时，从骆驼上卸下的包裹被打开时，还有"胡药"的馨香扑鼻而来，沁人心脾。如果将丝绸之路比作人类文明的华彩乐章，也请不要忘记本草书写的动人音符。

葛洪与屠呦呦

导读：

葛洪与屠呦呦，两位相距千年的伟大医药学家，因为小小的青蒿而"结缘"，他们带来的"化学反应"造福了千秋万代，为饱受病痛折磨的人们带来了福音。

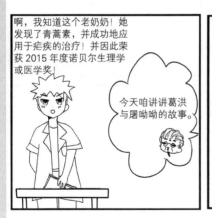

啊，我知道这个老奶奶！她发现了青蒿素，并成功地应用于疟疾的治疗！并因此荣获 2015 年度诺贝尔生理学或医学奖！

今天咱讲讲葛洪与屠呦呦的故事。

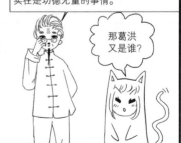

是啊！她的发现，"缓解了亿万人的疼痛和苦恼，在 100 多个国家拯救了无数人的生命，尤其是儿童的生命"，这实在是功德无量的事情。

那葛洪又是谁？

跟我学中药（上）——中药的起源与药性

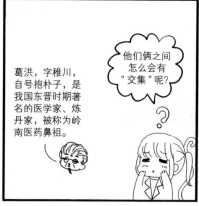

葛洪，字稚川，自号抱朴子，是我国东晋时期著名的医学家、炼丹家，被称为岭南医药鼻祖。

他们俩之间怎么会有"交集"呢？

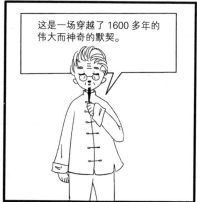

这是一场穿越了1600多年的伟大而神奇的默契。

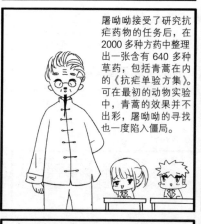

屠呦呦接受了研究抗疟药物的任务后，在2000多种方药中整理出一张含有640多种草药，包括青蒿在内的《抗疟单验方集》。可在最初的动物实验中，青蒿的效果并不出彩，屠呦呦的寻找也一度陷入僵局。

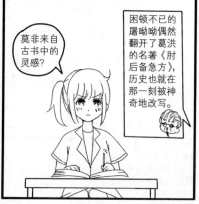

莫非来自古书中的灵感？

困顿不已的屠呦呦偶然翻开了葛洪的名著《肘后备急方》，历史也就在那一刻被神奇地改写。

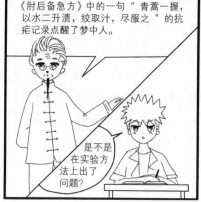

《肘后备急方》中的一句"青蒿一握，以水二升渍，绞取汁，尽服之"的抗疟记录点醒了梦中人。

是不是在实验方法上出了问题？

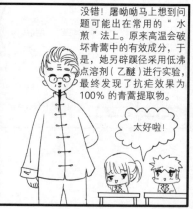

没错！屠呦呦马上想到问题可能出在常用的"水煎"法上。原来高温会破坏青蒿中的有效成分，于是，她另辟蹊径采用低沸点溶剂（乙醚）进行实验，最终发现了抗疟效果为100%的青蒿提取物。

太好啦！

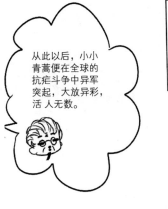

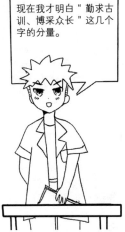

　　"呦呦鹿鸣，食野之蒿."《诗经》中的语句或许真的早已在浩渺的历史长河中为屠呦呦和青蒿结下不解之缘。穿越1600年，葛洪让青蒿素遇见了屠呦呦，激励这位来自宁波的清秀女子为这小小的野草甘愿付出毕生的辛勤与汗水。几十年如一日地执着与坚守成就了举世公认的伟大成就。古往今来，正是有如葛洪·屠呦呦这样的科学追梦人，心怀苍生，无私奉献，才能将生命长途点缀得花香弥漫，绿意盎然。

陶弘景，何许人也

导读：

陶弘景（456—536），字通明，道士·思想家·医学家·炼丹家·文学家，主要著作有《本草经集注》《陶隐居集》等。

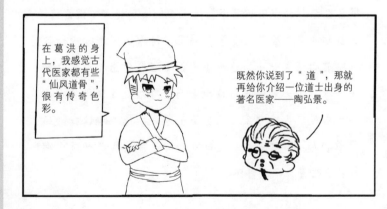

在葛洪的身上，我感觉古代医家都有些"仙风道骨"，很有传奇色彩。

既然你说到了"道"，那就再给你介绍一位道士出身的著名医家——陶弘景。

他是我国南朝齐、梁时期的大人物，在医药、炼丹、天文历算、地理、兵学、铸剑、经学、文学艺术、道教仪典等方面都有深入研究。

那他在医药方面的贡献主要有哪些呢？

主要是编撰了《本草经集注》一书。

噢，看来又是大部头的著作吧！

陶弘景在整理注释《神农本草经》的基础上，又增加了汉魏以来名医的用药经验，撰写完成该书。

由道教学家写的中药书一定很不同吧？

嗯，想来这位清高超凡的"山中宰相"在药学领域一定也有自己的独到之处。

是的。他的《本草经集注》是对魏晋以来中药学发展所做的全面总结，对后世本草学的发展有很大影响。还记得《神农本草经》里记载了多少药物吗？

当然记得，365种！

还分成了上、中、下三品呢！

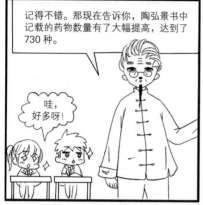

记得不错。那现在告诉你，陶弘景书中记载的药物数量有了大幅提高，达到了730种。

哇，好多呀！

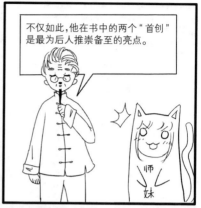

不仅如此，他在书中的两个"首创"是最为后人推崇备至的亮点。

师妹

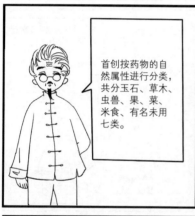

首创按药物的自然属性进行分类，共分玉石、草木、虫兽、果、菜、米食、有名未用七类。

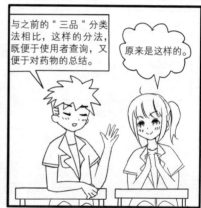

与之前的"三品"分类法相比，这样的分法，既便于使用者查询，又便于对药物的总结。

原来是这样的。

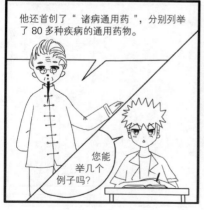

他还首创了"诸病通用药"，分别列举了80多种疾病的通用药物。

您能举几个例子吗？

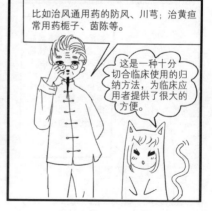

比如治风通用药的防风、川芎；治黄疸常用药栀子、茵陈等。

这是一种十分切合临床使用的归纳方法，为临床应用者提供了很大的方便。

　　陶弘景的身上，彰显着可贵的探索精神。或许他生活的年代与现今社会相距遥远，或许以今人的视角很难窥探他的人生轨迹，但在当时的条件下，他尊古而不泥古，敢于提出新的思路和想法，能从实际出发，打破三品分类法的囹圄，足以证明他在科学道路上实事求是的态度。正是这"一事不知，深以为耻"的探索精神，才使得《本草经集注》极大地充实和丰富了我国的药学知识与理论，闪耀着足以让后世敬仰和惊羡的神奇光辉。

别忘了我们的药王

导读：

在灿若星河的古代名医中，被人尊为"药王"的只有他。一句"人命至重，有贵千金。一方济之，德逾于此"，成为了万千从医者的金玉箴言。

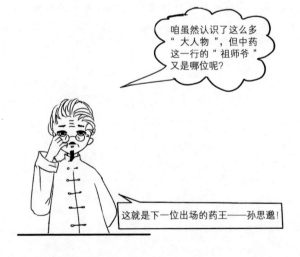

咱虽然认识了这么多"大人物"，但中药这一行的"祖师爷"又是哪位呢？

这就是下一位出场的药王——孙思邈！

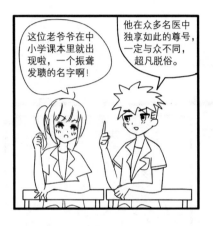

这位老爷爷在中小学课本里就出现啦，一个振聋发聩的名字啊！

他在众多名医中独享如此的尊号，一定与众不同，超凡脱俗。

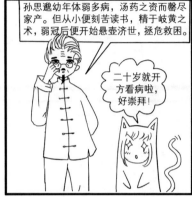

孙思邈幼年体弱多病，汤药之资而罄尽家产。但从小便刻苦读书，精于岐黄之术，弱冠后便开始悬壶济世，拯危救困。

二十岁就开方看病啦，好崇拜！

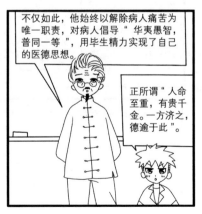

不仅如此，他始终以解除病人痛苦为唯一职责，对病人倡导"华夷愚智，普同一等"，用毕生精力实现了自己的医德思想。

正所谓"人命至重，有贵千金。一方济之，德逾于此"。

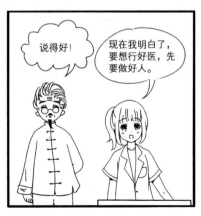

说得好！

现在我明白了，要想行好医，先要做好人。

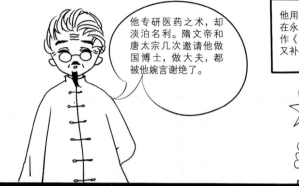

他专研医药之术，却淡泊名利。隋文帝和唐太宗几次邀请他做国博士，做大夫，都被他婉言谢绝了。

他用毕生精力研究医学，在永徽三年写下医学著作《备急千金要方》，后又补充完成《千金翼方》。

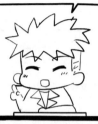

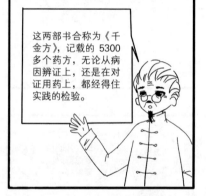

这两部书合称为《千金方》，记载的5300多个药方，无论从病因辨证上，还是在对证用药上，都经得住实践的检验。

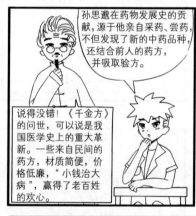

孙思邈在药物发展史的贡献，源于他亲自采药、尝药，不但发现了新的中药品种，还结合前人的药方，并吸取验方。

说得没错！《千金方》的问世，可以说是我国医学史上的重大革新。一些来自民间的药方，材质简便，价格低廉，"小钱治大病"，赢得了老百姓的欢心。

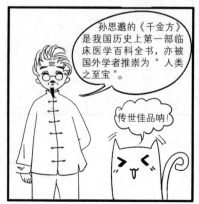

孙思邈的《千金方》是我国历史上第一部临床医学百科全书，亦被国外学者推崇为"人类之至宝"。

传世佳品呐！

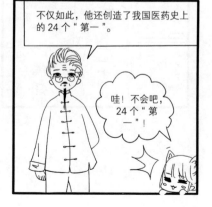

不仅如此，他还创造了我国医药史上的24个"第一"。

哇！不会吧，24个"第一"！

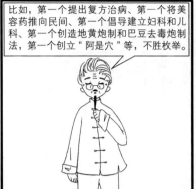

比如，第一个提出复方治病、第一个将美容药推向民间、第一个倡导建立妇科和儿科、第一个创造地黄炮制和巴豆去毒炮制法，第一个创立"阿是穴"等，不胜枚举。

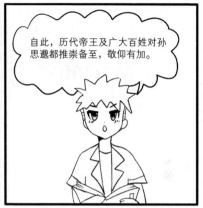

自此，历代帝王及广大百姓对孙思邈都推崇备至，敬仰有加。

　　在群星璀璨的唐朝，很多行业都出现了顶尖人物。在医药界，孙思邈被称为"药王"，真可谓旷世千古，无人能出其右。对于中医学，他研究深刻，造诣颇深，一生致力于临床研究，对内、外、妇、儿、五官、针灸各科都很精通，有24项成果开创了我国医药学史上的先河，特别是论述医德思想，倡导妇科、儿科、针灸穴位等都是前人未有。他曾上峨嵋山、终南山，下江州，边行医、边采药，他是继张仲景之后中国第一个全面系统研究中医药的先驱者，为祖国的中医发展建立了不可磨灭的功德。

最早的药典《新修本草》

导读：

伟大的时代造就了伟大的作品。大唐的中药学成就在一个侧面映衬了盛世的荣光。作为一部开创了"三个第一"的鸿篇巨著，《新修本草》的地位是无法撼动的。

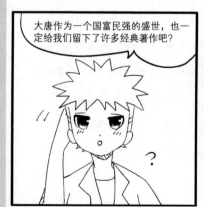

大唐作为一个国富民强的盛世，也一定给我们留下了许多经典著作吧？

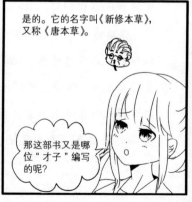

是的。它的名字叫《新修本草》，又称《唐本草》。

那这部书又是哪位"才子"编写的呢？

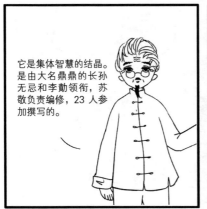

它是集体智慧的结晶。是由大名鼎鼎的长孙无忌和李勣领衔，苏敬负责编修，23人参加撰写的。

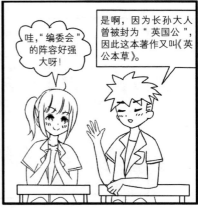

哇，"编委会"的阵容好强大呀！

是啊，因为长孙大人曾被封为"英国公"，因此这本著作又叫《英公本草》。

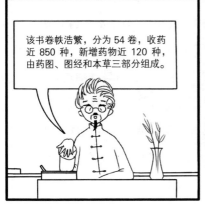

该书卷帙浩繁，分为54卷，收药近850种，新增药物近120种，由药图、图经和本草三部分组成。

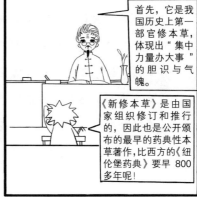

首先，它是我国历史上第一部官修本草，体现出"集中力量办大事"的胆识与气魄。

《新修本草》是由国家组织修订和推行的，因此也是公开颁布的最早的药典性本草著作，比西方的《纽伦堡药典》要早800多年呢！

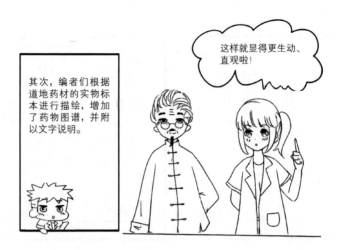

其次，编者们根据道地药材的实物标本进行描绘，增加了药物图谱，并附以文字说明。

这样就显得更生动、直观啦！

《唐本草》的编写在忠实《本经》原貌的同时，又兼收并蓄，做到"上禀神规，下询众议"。收集的资料包罗万象，正所谓"普颁天下，营求药物，羽毛鳞介，无远不臻；根茎花实，有名咸革"。对药物的功用详细探讨，多方考订，做到"详探秘要，博综方术。《本经》虽阙，有验必书；《别录》虽存，无稽必正。考其同异，择其去取"，因此具有很高的学术价值。它对我国药学发展起到巨大的推动作用，流传1300年之久。它的影响也很快漂洋过海，闪耀四方。日本律令《延喜式》中就有"凡医生皆读苏敬《新修本草》"的记载。

唐诗里的中药

导读：

作为一个极盛时代的特殊符号，唐诗承载了国人对于文明与文化的集体记忆与骄傲。在浩如烟海的唐诗中，有不少反映中医中药的名作与佳品，值得细细体味与感受。

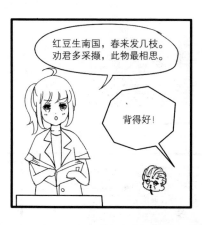

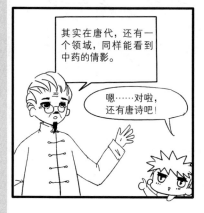

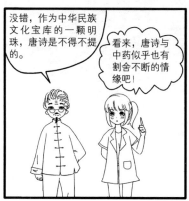

刚才是王维的诗作《相思》。

诗中的"相思"其实还指代一种作用很强的中药——相思子。

相思子苦、辛，平，中医多用于外治法，疗疥癣、痈疮等皮肤疾患。

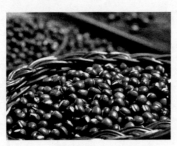

相思子

据我所知，应该是"此物不要吃"，而不是"此物最相思"吧。

看来有进步啊。相思子是有大毒的中药，严重时可以致人死亡的，所以用时要慎之又慎才行啊！

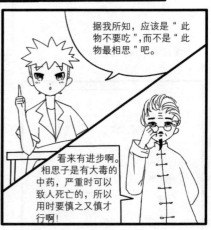

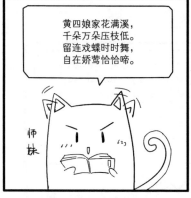

黄四娘家花满溪，
千朵万朵压枝低。
留连戏蝶时时舞，
自在娇莺恰恰啼。

师妹

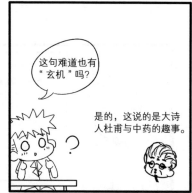

这句难道也有"玄机"吗？

是的，这说的是大诗人杜甫与中药的趣事。

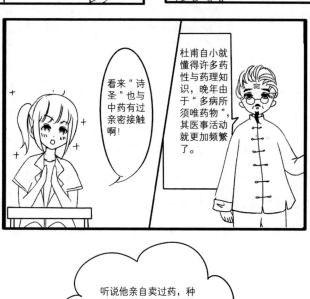

看来"诗圣"也与中药有过亲密接触啊！

杜甫自小就懂得许多药性与药理知识，晚年由于"多病所须唯药物"，其医事活动就更加频繁了。

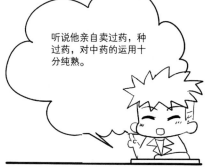

听说他亲自卖过药，种过药，对中药的运用十分纯熟。

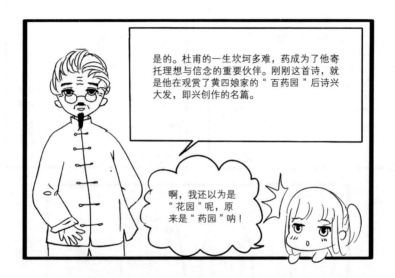

是的。杜甫的一生坎坷多难，药成为了他寄托理想与信念的重要伙伴。刚刚这首诗，就是他在观赏了黄四娘家的"百药园"后诗兴大发，即兴创作的名篇。

啊，我还以为是"花园"呢，原来是"药园"呐！

　　在佳作频出，灿若星辰的唐诗中，文人墨客对药物的吟咏与体悟，达到了炉火纯青的地步。中药承载着诗人们对生活的追求与渴望，对世界的领悟与哲思，对国家的眷恋与忠诚。在"晚堕兰麝中，休怀粉身念"的丁香中，我们读出了高洁；在"于身色有用，与道气相合"的栀子中，我们品出了价值；在"衰年关鬲冷，味暖并无忧"的薤白中，我们悟出了温存。中药诗篇让我们在似朦胧、似清晰、似真切、似梦幻的世界里嗅到缠绵的、不绝于缕的药香，在清风般的传诉中，带给人无尽的惊喜与感动。

宋代的皇帝竟是中医名家，信不信由你

导读：

宋代的皇帝都好生了得！不仅将国家治理得井井有条、繁盛富足，还在医药领域颇多建树、独步古今，令人赞叹不已。当九五之尊的皇帝钟情于看似平凡的中药时，本草的世界必会增添几分迷人的色彩。

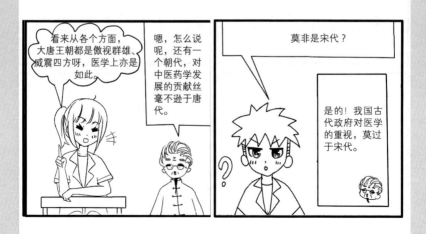

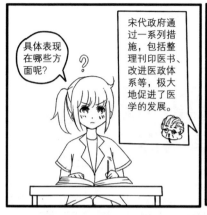

具体表现在哪些方面呢？

宋代政府通过一系列措施，包括整理刊印医书、改进医政体系等，极大地促进了医学的发展。

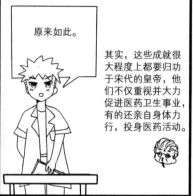

原来如此。

其实，这些成就很大程度上都要归功于宋代的皇帝，他们不仅重视并大力促进医药卫生事业，有的还亲自身体力行，投身医药活动。

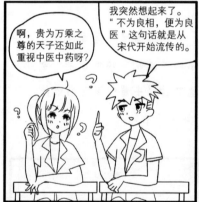

啊，贵为万乘之尊的天子还如此重视中医中药呀？

我突然想起来了。"不为良相，便为良医"这句话就是从宋代开始流传的。

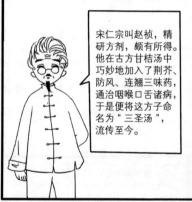

宋仁宗叫赵祯，精研方剂，颇有所得。他在古方甘桔汤中巧妙地加入了荆芥、防风、连翘三味药，通治咽喉口舌诸病，于是便将这方子命名为"三圣汤"，流传至今。

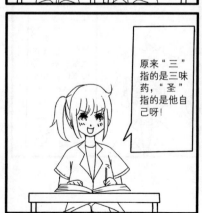

原来"三"指的是三味药，"圣"指的是他自己呀！

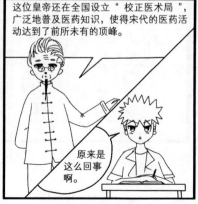

这位皇帝还在全国设立"校正医术局"，广泛地普及医药知识，使得宋代的医药活动达到了前所未有的顶峰。

原来是这么回事啊。

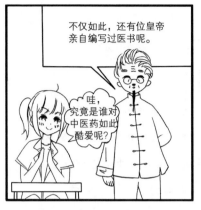

不仅如此，还有位皇帝亲自编写过医书呢。

哇，究竟是谁对中医药如此酷爱呢？

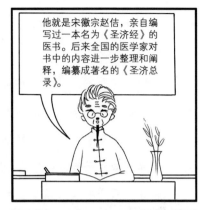

他就是宋徽宗赵佶，亲自编写过一本名为《圣济经》的医书。后来全国的医学家对书中的内容进一步整理和阐释，编纂成著名的《圣济总录》。

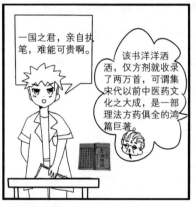

一国之君，亲自执笔，难能可贵啊。

该书洋洋洒洒，仅方剂就收录了两万首，可谓集宋代以前中医药文化之大成，是一部理法方药俱全的鸿篇巨著。

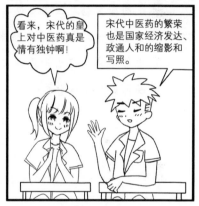

看来，宋代的皇上对中医药真是情有独钟啊！

宋代中医药的繁荣也是国家经济发达、政通人和的缩影和写照。

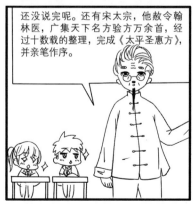

还没说完呢。还有宋太宗，他敕令翰林医，广集天下名方验方万余首，经过十数载的整理，完成《太平圣惠方》，并亲笔作序。

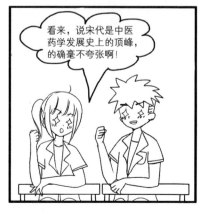

看来，说宋代是中医药学发展史上的顶峰，的确毫不夸张啊！

在三圣汤的精妙配伍中，在《圣济经》的笔耕不辍中，在《圣惠方》的卷帙浩繁中，我们以管窥豹，足以领略大宋医药事业的繁荣与辉煌。宋代是中国古代社会、政治、经济、文化发生重大转变的时代，不仅文学、艺术、科学繁盛，医学上也达到了一个顶峰，被称为"中国文艺复兴时期"。在《清明上河图》的悠悠画卷中，我们也能依稀体味出那绵延三百二十余载盛世荣光中属于中医药的点点滴滴。

李煜之死

导读：

非是马钱子无情，而是宋太宗残酷——一味看似平凡的中药，送走了中国历史上最有才华的亡国之君。

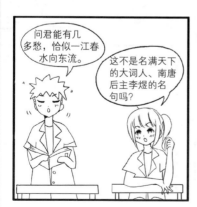

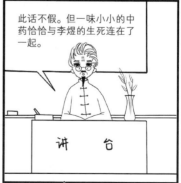

跟我学中药（上）——中药的起源与药性

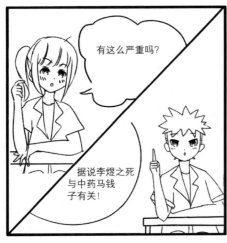

有这么严重吗？

据说李煜之死与中药马钱子有关！

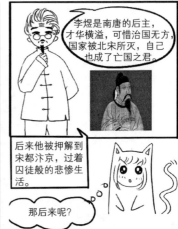

李煜是南唐的后主，才华横溢，可惜治国无方，国家被北宋所灭，自己也成了亡国之君。

后来他被押解到宋都汴京，过着囚徒般的悲惨生活。

那后来呢？

时间来到北宋太平兴国三年，即公元978年的七月初七，李煜的生日。

一首惆怅百结、细腻凄婉的《虞美人》虽动人心魄，但也成了一代词圣的绝命之笔。

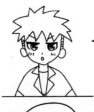

难道是这首词给李煜带来了杀身之祸吗？

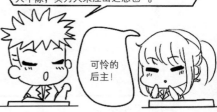

赵光义觉得，"此绝非吟花弄月之作，煜亦绝非醉生梦死之辈，妄东山再起耳。此人不除，实为大宋江山之患也"。

可怜的后主！

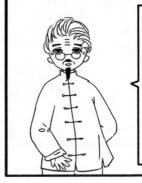

赵光义派人给李煜送来"醇香美酒"，后主一饮而尽，随后"头足相就而亡"，结束了自己孤寂怅然的一生。

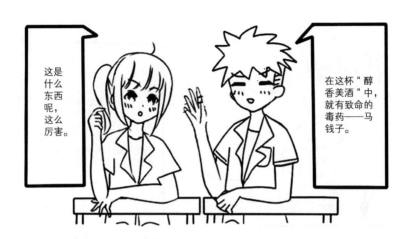

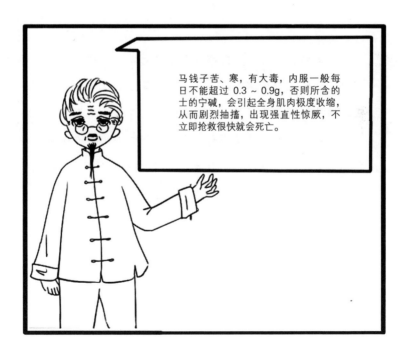

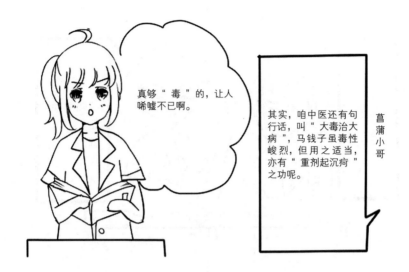

从某种意义上讲，李煜的死让马钱子"一战成名"。这样一粒微小的种子，让一代文坛巨匠走到了生命的尽头。技艺超群的国医圣手们将马钱子从杀人的毒药"改造"为疗痹起痿的佳品，利用它对神经肌肉的强大作用来治疗胃下垂、重症肌无力等症，效如桴鼓。良药与毒药，不是马钱子能决定的，谨慎与孟浪之间的火候，唯有陈年的积淀才能把握得精准，病者的祸与福只在医者的一念之间！

《证类本草》的文献价值

导读：

作为北宋本草学范本的《证类本草》不仅完成了特定的历史使命，也为《本草纲目》的诞生奠定了基础。

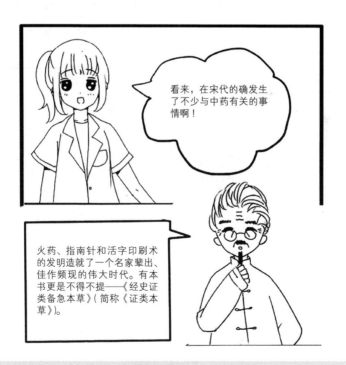

看来，在宋代的确发生了不少与中药有关的事情啊！

火药、指南针和活字印刷术的发明造就了一个名家辈出、佳作频现的伟大时代。有本书更是不得不提——《经史证类备急本草》(简称《证类本草》)。

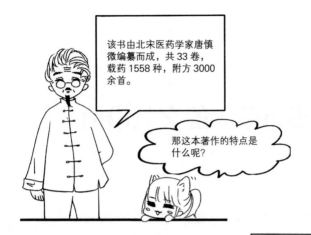

该书由北宋医药学家唐慎微编纂而成，共33卷，载药1558种，附方3000余首。

那这本著作的特点是什么呢?

它取材广泛，包罗万象，后世许多已经失传或散佚的古书，全赖该书的引文得以略窥梗概。

因此这本书不但具有很高学术价值和实用价值，而且还具有很大的文献价值。

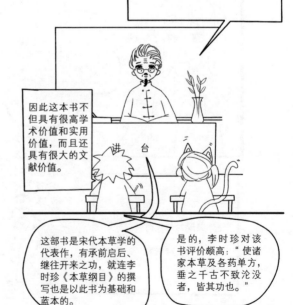

讲台

这部书是宋代本草学的代表作，有承前启后、继往开来之功，就连李时珍《本草纲目》的撰写也是以此书为基础和蓝本的。

是的，李时珍对该书评价颇高："使诸家本草及各药单方，垂之千古不致沦没者，皆其功也。"

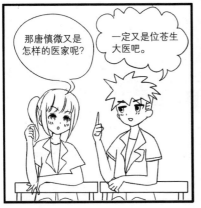

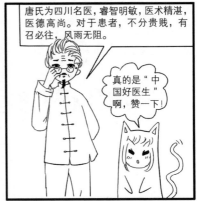

　　唐慎微在宋代可称得上一位传奇人物。据记载，唐氏治病是百不失一，诊查时总是寥寥数语，点到即止，绝不哗众取宠。虽地处西南一隅，仍心系苍生。他的著作不仅符合实际，还在集前人著作大成方面做了突出贡献，为后世保存了大量宋代以前的方药。他还开创了方剂对照的先河，使我国大型本草编写格局日臻完善。唐慎微凭借一己之力和点滴积累，终于集腋成裘，他用毕生心血凝成的《证类本草》在本草发展的史册中竖起一块丰碑。

清明上河图里的医药元素

导读：

作为我国十大传世名画之一，《清明上河图》展现的汴京盛景令人心驰神往。作为北宋繁荣文化的组成部分，医药元素亦在这幅经典作品中"刷"出了强烈的存在感，看似意料之外，实则情理之中。

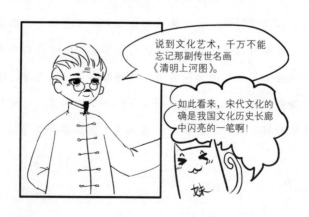

说到文化艺术，千万不能忘记那副传世名画《清明上河图》。

如此看来，宋代文化的确是我国文化历史长廊中闪亮的一笔啊！

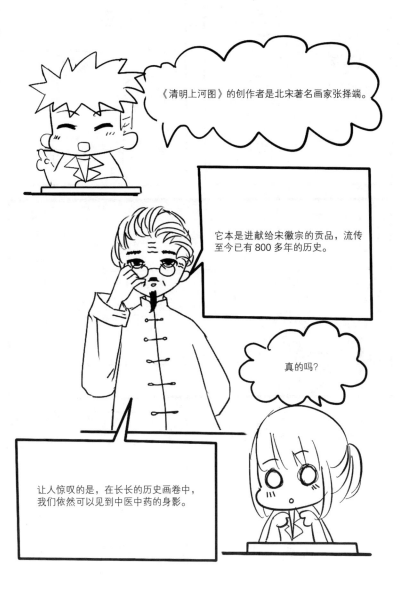

《清明上河图》的创作者是北宋著名画家张择端。

它本是进献给宋徽宗的贡品，流传至今已有 800 多年的历史。

真的吗？

让人惊叹的是，在长长的历史画卷中，我们依然可以见到中医中药的身影。

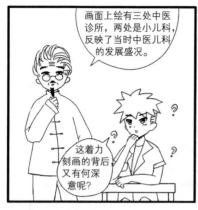

画面上绘有三处中医诊所，两处是小儿科，反映了当时中医儿科的发展盛况。

这着力刻画的背后又有何深意呢？

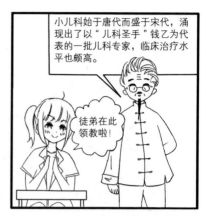

小儿科始于唐代而盛于宋代，涌现出了以"儿科圣手"钱乙为代表的一批儿科专家，临床治疗水平也颇高。

徒弟在此领教啦！

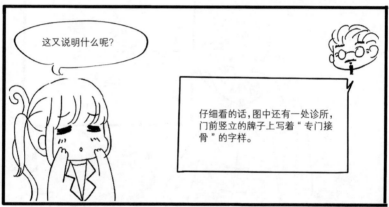

这又说明什么呢？

仔细看的话，图中还有一处诊所，门前竖立的牌子上写着"专门接骨"的字样。

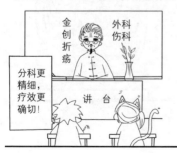

我国在唐代之前并无外科、伤科之分，统称为"金创折疡"，至宋代，外科、伤科才开始分开，于是产生了专门的接骨医生。

金创折疡　外科伤科

分科更精细，疗效更确切！

讲台

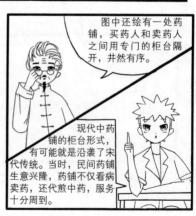

图中还绘有一处药铺，买药人和卖药人之间用专门的柜台隔开，井然有序。

现代中药铺的柜台形式，有可能就是沿袭了宋代传统。当时，民间药铺生意兴隆，药铺不仅看病卖药，还代煎中药，服务十分周到。

一幅缓缓打开的《清明上河图》让我们梦回汴京，在张择端的细腻笔触中感受当年的荣耀与繁华，画作中丰富的思想内涵、独特的审美视角，都使其在中国乃至世界绘画史上被奉为经典之作。中医药元素有幸数次"抢镜"，给我们留下了深刻印象。作为先进文化的重要符号，北宋的岐黄之学同样取得了让人仰慕的卓越成就，像一座金桥，上呈晋唐，下启金元，承载着中医药的无限荣光！

异彩纷呈的金元医学

导读：

正所谓"儒之门户分于宋，医之门户分于金元"。金元医学是中医药发展的又一个重要里程碑，可谓群星璀璨，光照千秋。"金元四大家"的名号也响彻云端，振聋发聩。

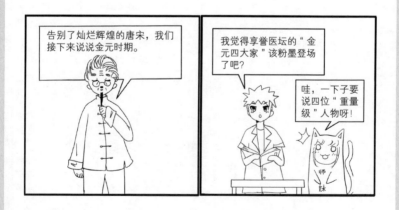

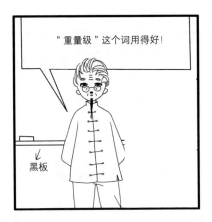

"重量级"这个词用得好！

黑板

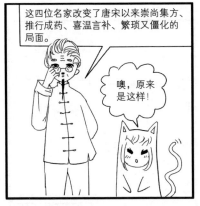

这四位名家改变了唐宋以来崇尚集方、推广成药、喜温言补、繁琐又僵化的局面。

噢，原来是这样！

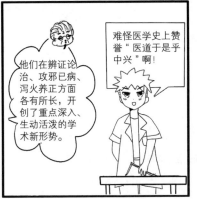

他们在辨证论治、攻邪已病、泻火养正方面各有所长，开创了重点深入、生动活泼的学术新形势。

难怪医学史上赞誉"医道于是乎中兴"啊！

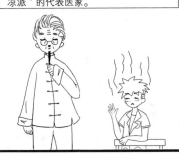

首先介绍刘完素，他认为各种疾病因火邪致病者居多，因此在治疗上主张使用寒凉的药物。因此，他被后世奉为"寒凉派"的代表医家。

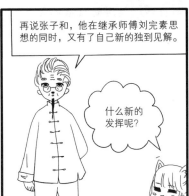

再说张子和，他在继承师傅刘完素思想的同时，又有了自己新的独到见解。

什么新的发挥呢？

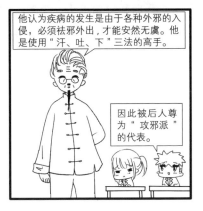

他认为疾病的发生是由于各种外邪的入侵，必须祛邪外出，才能安然无虞。他是使用"汗、吐、下"三法的高手。

因此被后人尊为"攻邪派"的代表。

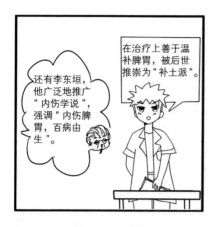

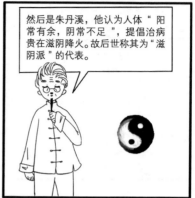

　　金元医学，是中国学术发展史上成就卓著、影响深远的一个时代。又加入了医者的创造发明，真正是"发皇古义，融会新知"。这一时期的医学，上承《内经》《伤寒》的成就，兼收晋、唐、宋方药的经验。面对北宋后期医学理论上"伤寒风冷"的束缚，刘河间和张元素敢于揭开陈腐的俗套，并大声疾呼：天时在变，人事在变，疾病在变，医学亦应变！他们用卓尔不群的创新精神，改变了成方成药的积弊，使医药局面为之焕然一新，肇始了一次历史性的大变革。

虽命医书，实骇物理

导读：

被达尔文称为"中国古代百科全书"的只有《本草纲目》。这部如雷贯耳的鸿篇巨著，具有举世公认的卓越贡献，在世界科技史上永放光芒。

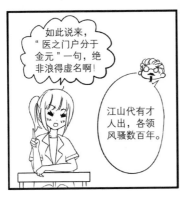

如此说来，"医之门户分于金元"一句，绝非浪得虚名啊！

江山代有才人出，各领风骚数百年。

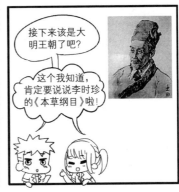

接下来该是大明王朝了吧？

这个我知道，肯定要说说李时珍的《本草纲目》啦！

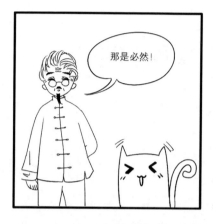

那是必然！

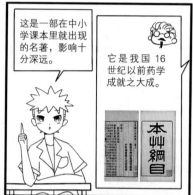

这是一部在中小学课本里就出现的名著，影响十分深远。

它是我国16世纪以前药学成就之大成。

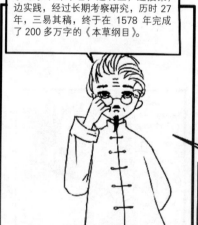

李时珍不辞辛苦，边调查，边搜集，边实践，经过长期考察研究，历时27年，三易其稿，终于在1578年完成了200多万字的《本草纲目》。

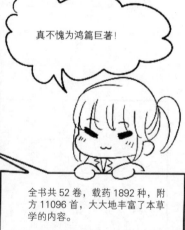

真不愧为鸿篇巨著！

全书共52卷，载药1892种，附方11096首，大大地丰富了本草学的内容。

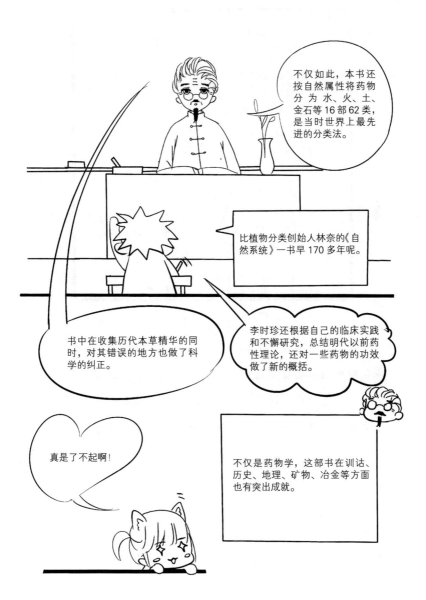

不仅如此，本书还按自然属性将药物分为水、火、土、金石等16部62类，是当时世界上最先进的分类法。

比植物分类创始人林奈的《自然系统》一书早170多年呢。

书中在收集历代本草精华的同时，对其错误的地方也做了科学的纠正。

李时珍还根据自己的临床实践和不懈研究，总结明代以前药性理论，还对一些药物的功效做了新的概括。

真是了不起啊！

不仅是药物学，这部书在训诂、历史、地理、矿物、冶金等方面也有突出成就。

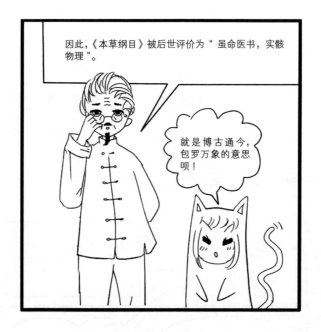

因此，《本草纲目》被后世评价为"虽命医书，实骸物理"。

就是博古通今，包罗万象的意思呗！

在层峦叠嶂的险峻丛林，在苍凉破败的戈壁荒漠，在酷热难耐的巴蜀岭南，都留下了李时珍坚定而虔诚的步伐。这位伟大的药学家怀着悲天悯人的赤子之心，多次出入险境、跋山涉水，用自己辛勤的汗水凝结成了彪炳史册、光照千秋的《本草纲目》。郭沫若评价他为"医中之圣"，赞他是"伟哉夫子，将随民族生命永生"。如今，在蕲州雨湖南岸的李时珍墓前，有一座用花岗石砌成的墓门，横梁上镌刻着"科技之光"四个大字，这便是华夏子孙对他的最高赞誉。

赵学敏和《本草纲目拾遗》

导读：

李时珍的巨著为后世的医家照亮了前行的道路，是首屈一指的药学著作。不过就有这么一位奇特的医家，敢于给《本草纲目》"挑错儿"，他是谁呢，他在我国药学史上又有何贡献呢？

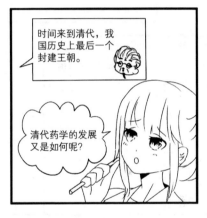

时间来到清代，我国历史上最后一个封建王朝。

清代药学的发展又是如何呢？

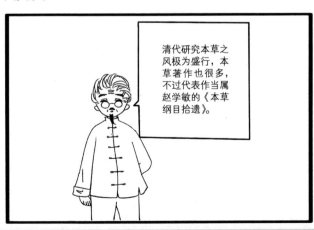

清代研究本草之风极为盛行，本草著作也很多，不过代表作当属赵学敏的《本草纲目拾遗》。

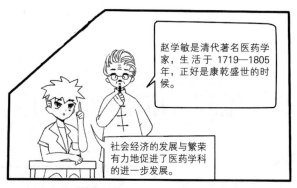

赵学敏是清代著名医药学家，生活于 1719—1805 年，正好是康乾盛世的时候。

社会经济的发展与繁荣有力地促进了医药学科的进一步发展。

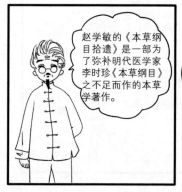

赵学敏的《本草纲目拾遗》是一部为了弥补明代医学家李时珍《本草纲目》之不足而作的本草学著作。

噢，可以认为是对《本草纲目》的"查漏补缺"吗？

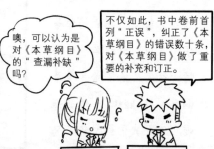

不仅如此，书中卷前首列"正误"，纠正了《本草纲目》的错误数十条，对《本草纲目》做了重要的补充和订正。

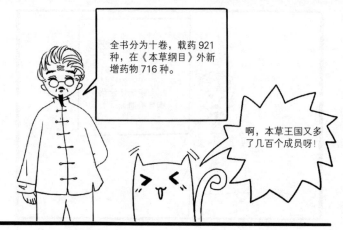

全书分为十卷，载药 921 种，在《本草纲目》外新增药物 716 种。

啊，本草王国又多了几百个成员呀！

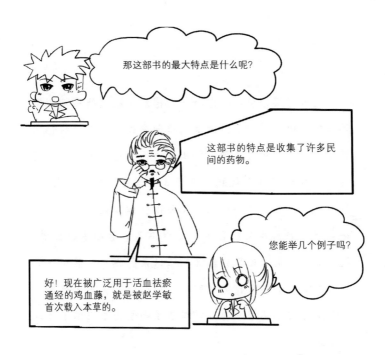

那这部书的最大特点是什么呢？

这部书的特点是收集了许多民间的药物。

您能举几个例子吗？

好！现在被广泛用于活血祛瘀通经的鸡血藤，就是被赵学敏首次载入本草的。

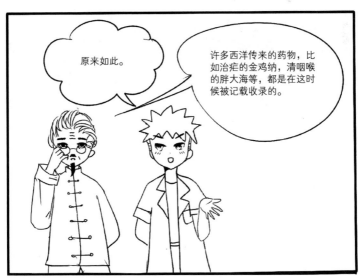

原来如此。

许多西洋传来的药物，比如治疟的金鸡纳，清咽喉的胖大海等，都是在这时候被记载收录的。

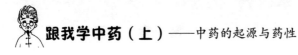

在中国医学史上，很难找到像赵学敏这样奇特的医药杂家。他不仅对正统的医药经典著作和临床各科钻研甚深，而且对世人不屑一顾的走方医学也倍感兴趣，记载了众多民间医药经验，揭开了"铃医"神秘的面纱。赵学敏的一生是不平凡的，他系统整理了民间的防病治病经验，为后世医药卫生事业提供了重要的资料来源；继李时珍之后，他又总结了明清以来药物学发展的新成就，为我国药物史增添了新的一页；他又是我国最早接受西方医学的名家，为沟通中西医药文化交流做出了巨大贡献。

黄宫绣的《本草求真》

导读：

黄宫绣在清代医家中，算是比较"执拗"的一位，他有感于当时本草著作多"理道不明，意义不疏"的弊端，勇于纠错正讹，大胆"求真"的学术精神一直为后学推崇敬仰。

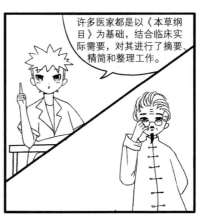

许多医家都是以《本草纲目》为基础，结合临床实际需要，对其进行了摘要、精简和整理工作。

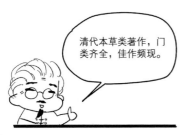

清代本草类著作，门类齐全，佳作频现。

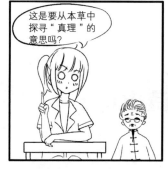

这是要从本草中探寻"真理"的意思吗？

这本书的作者又是谁呢？

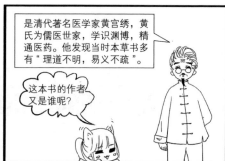

是清代著名医学家黄宫绣，黄氏为儒医世家，学识渊博，精通医药。他发现当时本草书多有"理道不明，易义不疏"。

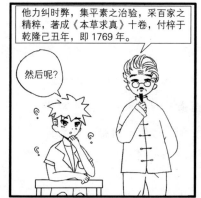

然后呢？

他力纠时弊，集平素之治验，采百家之精粹，著成《本草求真》十卷，付梓于乾隆己丑年，即1769年。

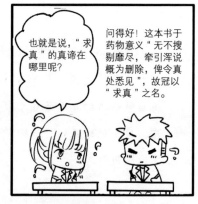

也就是说，"求真"的真谛在哪里呢？

问得好！这本书于药物意义"无不搜剔靡尽，牵引浑说概为删除，俾令真处悉见"，故冠以"求真"之名。

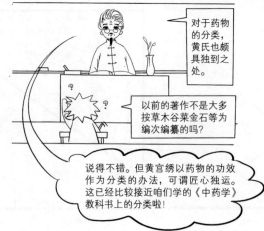

对于药物的分类，黄氏也颇具独到之处。

以前的著作不是大多按草木谷菜金石等为编次编纂的吗？

说得不错。但黄宫绣以药物的功效作为分类的办法，可谓匠心独运。这已经比较接近咱们学的《中药学》教科书上的分类啦！

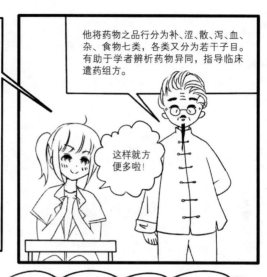

他将药物之品行分为补、涩、散、泻、血、杂、食物七类，各类又分为若干子目。有助于学者辨析药物异同，指导临床遣药组方。

不仅如此，黄氏在长期的临证中，还发展了一些药物的新功能。如刘寄奴，除具有破瘀通经行血之功外，还可用于金疮出血，疗效甚佳。

这样就方便多啦！

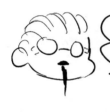

总之，《本草求真》的特点在于切合实际，不尚空谈，是一部医药学紧密结合、内容精简扼要、临床实用价值较高的本草专著，值得进一步学习研究。

　　黄宫绣（1730—1817），字锦芳，清代江西宜黄人，享年八十七岁。宫绣出身书香世家，幼承庭训，尤专于钻研医学。他根据《内经》《难经》《伤寒论》《金匮要略》《本草经》等古典医籍，参考历代名医的学说，结合自己的见解，著书立说。其治学严谨，凡有"一义未明，一意未达，无不搜剔靡尽，奇引混杂，概为删除，断不随声附和"。这种理论与实践密切结合，实事求是的治学态度，为后学树立了良好的榜样。

第二章

中药的药性

辨药性，识中药

导读：

中药凭什么能治病，凭"长相"，凭"性格"，还是"凭本事"？这是个十分有趣而深刻的问题。只有掌握了"本草精灵"们的脾气秉性，我们才能疗顽疾、起沉疴、治病痛、保健康。

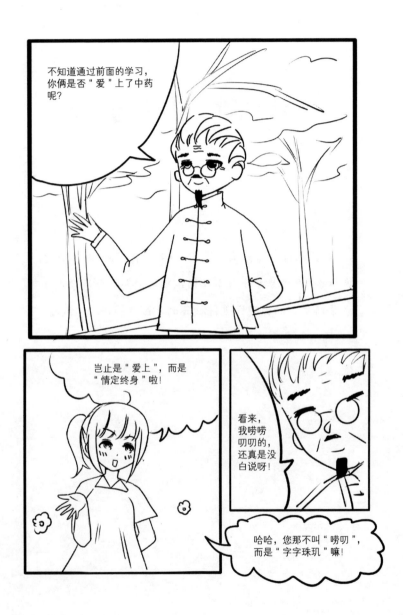

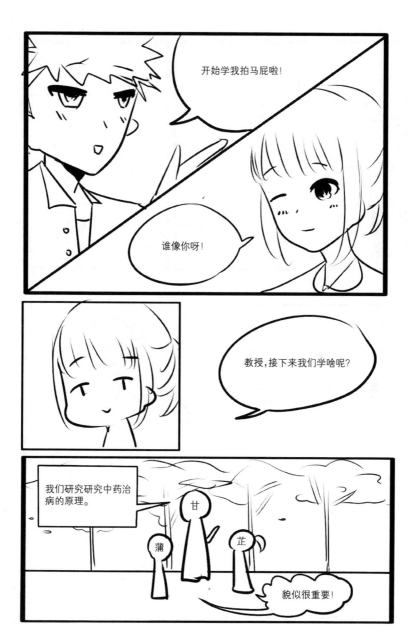

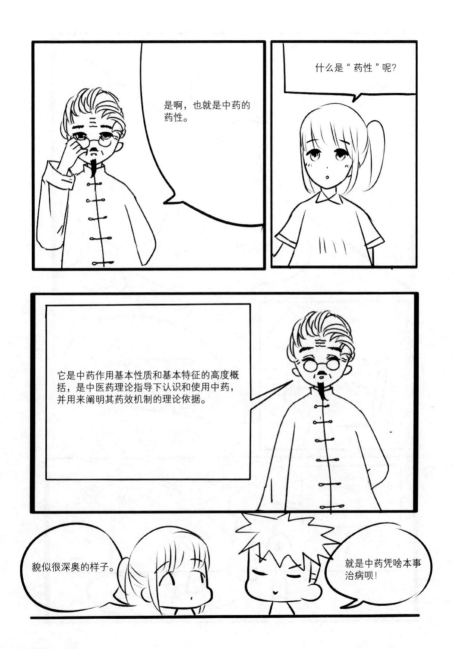

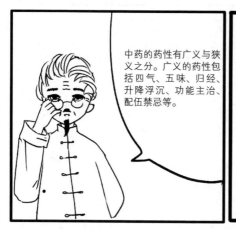

不知道通过前面的学习，你俩是否“爱”上了中药呢？
岂止是“爱上”，而是“情定终身”啦！
看来，我唠唠叨叨的，还真是没白说呀！
哈哈，您那不叫“唠叨”，而是“字字珠玑”嘛！

中药的药性有广义与狭义之分。广义的药性包括四气、五味、归经、升降浮沉、功能主治、配伍禁忌等。

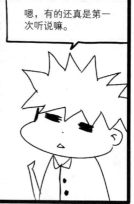

嗯，有的还真是第一次听说嘛。

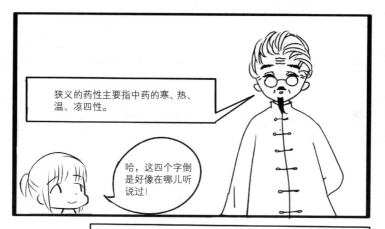

狭义的药性主要指中药的寒、热、温、凉四性。

哈，这四个字倒是好像在哪儿听说过！

实际上，中药四气理论来源于天之四时，是取象于春温、夏热、秋凉、冬寒四时气候而来的。

您这么解释就好懂多啦！

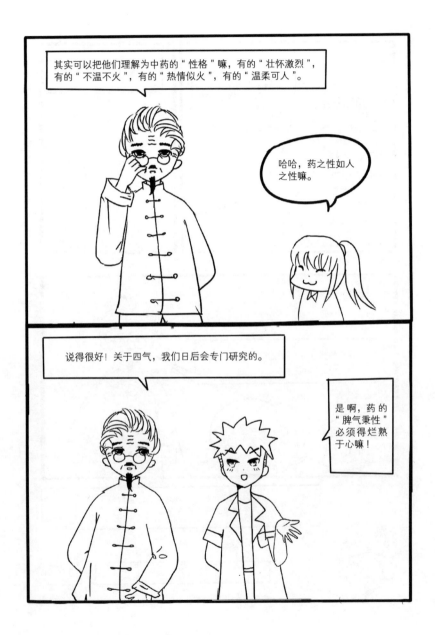

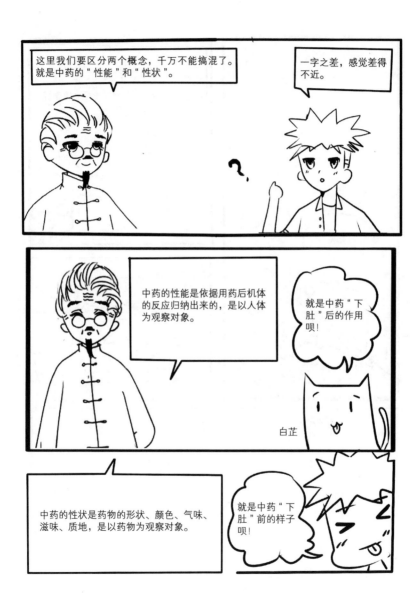

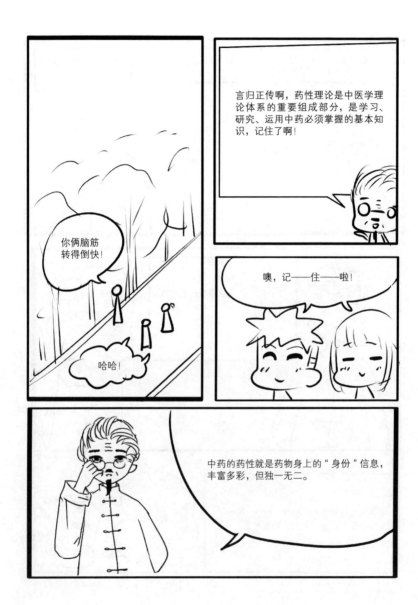

"凡药之用，或取其气，或取其味，或取其所生之时，或取其所生之地，各以其所偏盛而资之疗疾，故能补偏救弊，调和脏腑，深求其理，可自得之。"

徐洄溪的名言道出了本草的精深与奥妙。只有对本草的形性了然于心，临证才能成竹于胸！

热者寒之，寒者热之

导读：

寒热温凉，诉尽人间冷暖与悲欢离合，一药入口，患者的感觉是"春风和煦"，还是"烈日炎炎"；是"凉爽痛快"，还是"冷若冰霜"，全在医者一念之间啊！

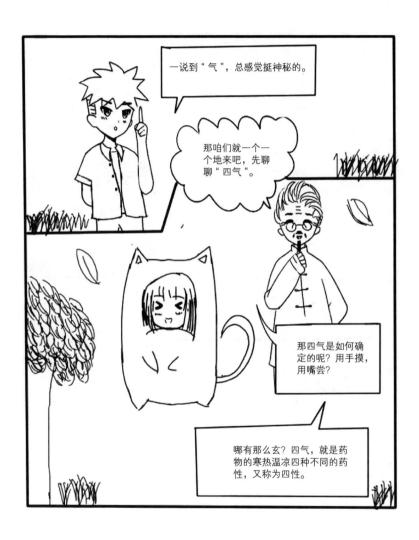

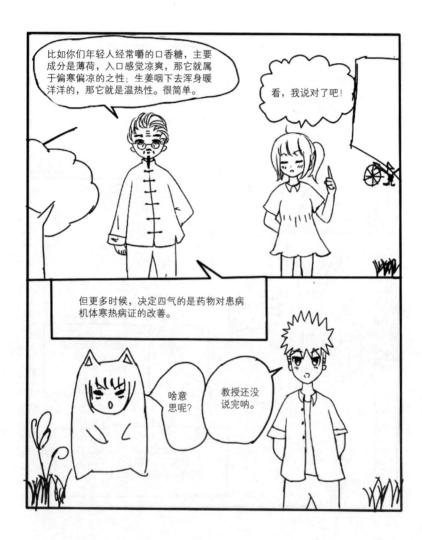

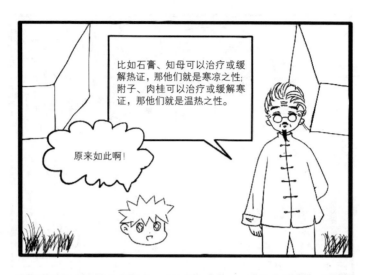

比如石膏、知母可以治疗或缓解热证，那他们就是寒凉之性；附子、肉桂可以治疗或缓解寒证，那他们就是温热之性。

原来如此啊！

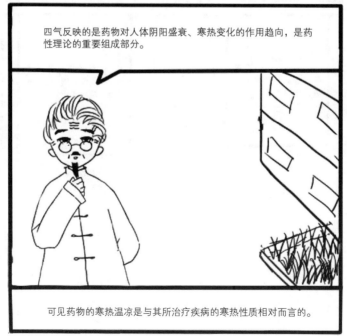

四气反映的是药物对人体阴阳盛衰、寒热变化的作用趋向，是药性理论的重要组成部分。

可见药物的寒热温凉是与其所治疗疾病的寒热性质相对而言的。

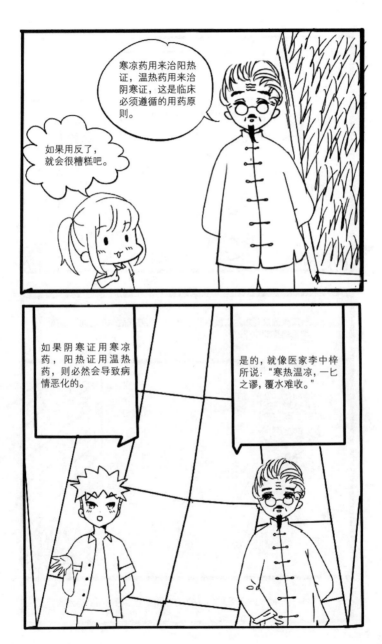

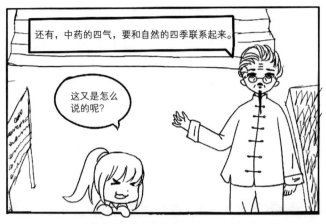

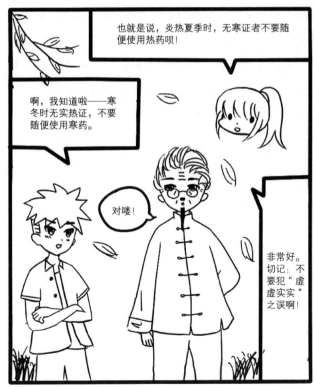

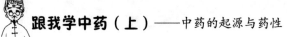
　　四性之外还有一类"平"性药，它是指药性的寒热界限不很明显、药性平和、作用缓和的一类药，如党参、山药、甘草等。

　　平性能否入性，历代颇多争议。但无论文献记载，还是临床实践，均可证明平性是客观存在的，"平"应入性。

厨房到厅堂的飞跃

导读：

有没有一个成语能形容中药的味道呢？当然有——"望梅止渴"般的酸，"甘之如饴"般的甜，"饮冰茹檗"般的苦，"火辣走窜"般的辛，"如饥似渴"般的咸。五味虽有不同，但祛邪扶正，殊途同归。

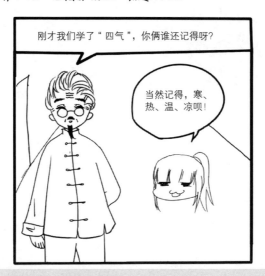

刚才我们学了"四气"，你俩谁还记得呀？

当然记得，寒、热、温、凉呗！

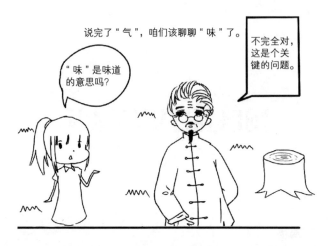

说完了"气"，咱们该聊聊"味"了。

"味"是味道的意思吗？

不完全对，这是个关键的问题。

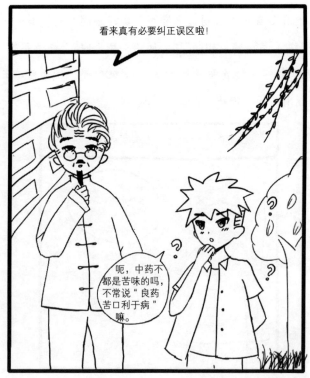

看来真有必要纠正误区啦！

呃，中药不都是苦味的吗，不常说"良药苦口利于病"嘛。

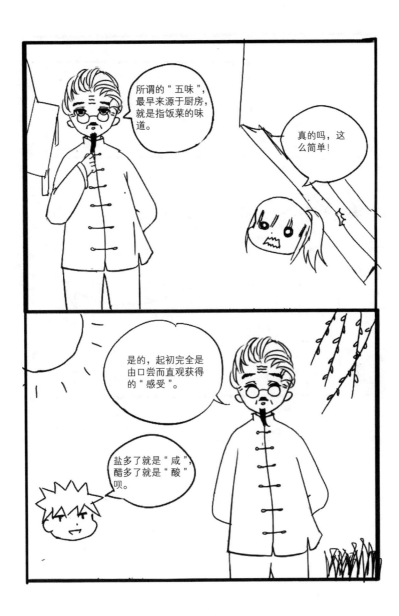

跟我学中药（上）——中药的起源与药性

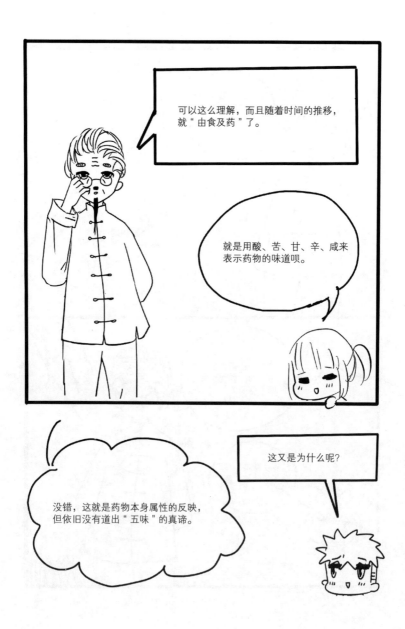

108

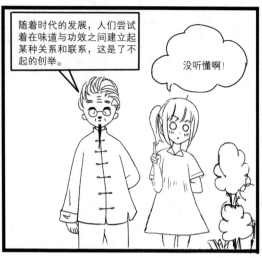

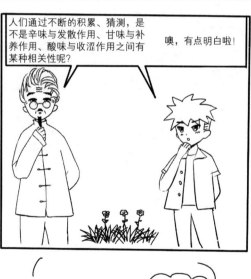

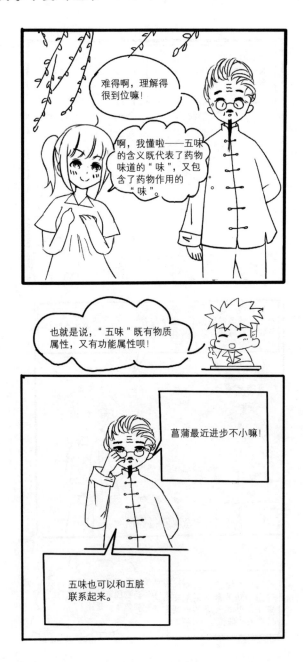

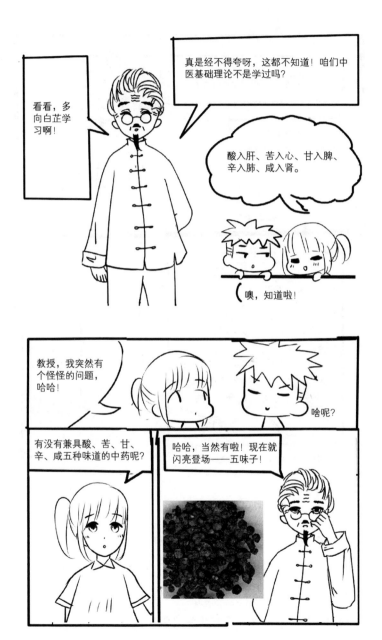

真是经不得夸呀，这都不知道！咱们中医基础理论不是学过吗？

看看，多向白芷学习啊！

酸入肝、苦入心、甘入脾、辛入肺、咸入肾。

（噢，知道啦！

教授，我突然有个怪怪的问题，哈哈！

啥呢？

有没有兼具酸、苦、甘、辛、咸五种味道的中药呢？

哈哈，当然有啦！现在就闪亮登场——五味子！

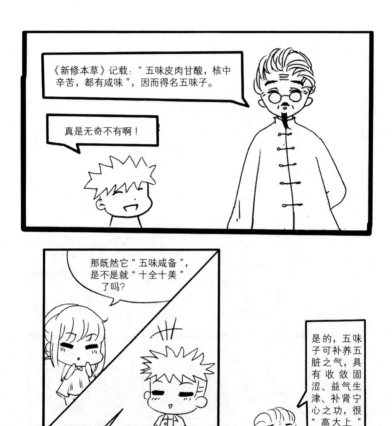

　　药性是由"气"和"味"共同组成的，必须将四气和五味结合起来，才能准确地辨别药物的作用；既要熟悉四气五味的一般规律，又要掌握每一味药气味的特殊治疗作用，这样才能有效地指导临床用药。

"满头大汗" 说辛味

导读：

"辛"是一种力量，当你"涕泪横流"时，当你"惆怅百结"时，当你"痛彻心肺"时，别忘了好好"辛"一把！

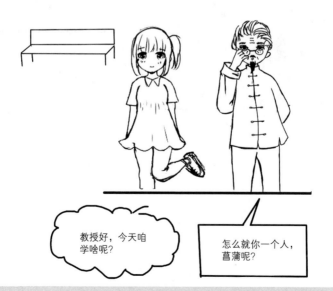

教授好，今天咱学啥呢？

怎么就你一个人，菖蒲呢？

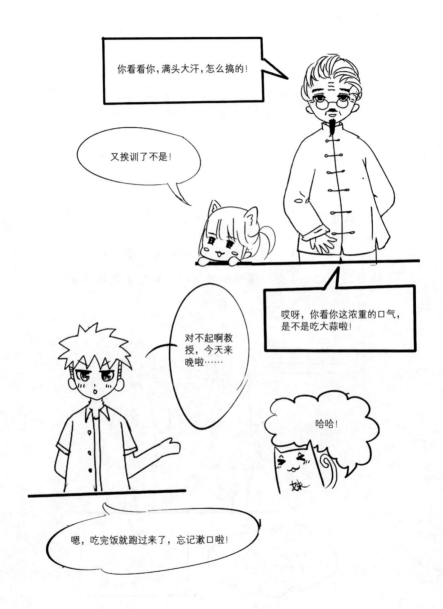

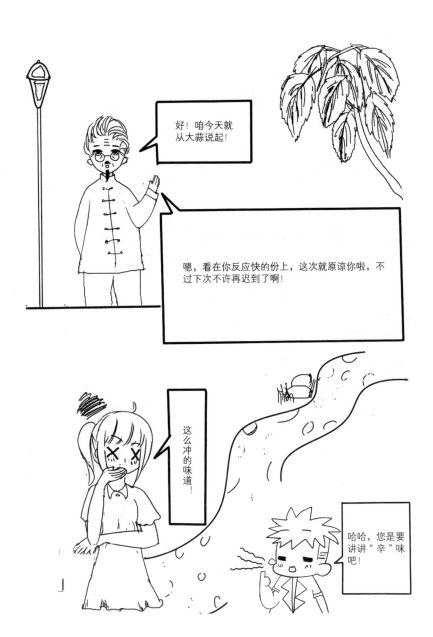

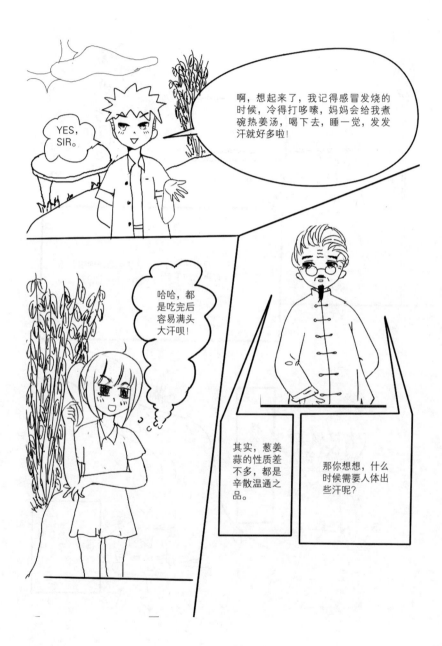

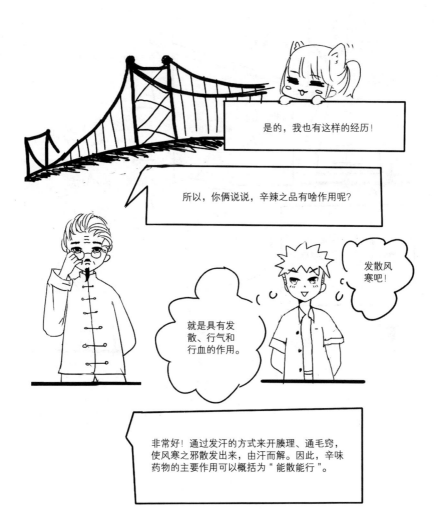

是的，我也有这样的经历！

所以，你俩说说，辛辣之品有啥作用呢？

发散风寒吧！

就是具有发散、行气和行血的作用。

非常好！通过发汗的方式来开腠理、通毛窍，使风寒之邪散发出来，由汗而解。因此，辛味药物的主要作用可以概括为"能散能行"。

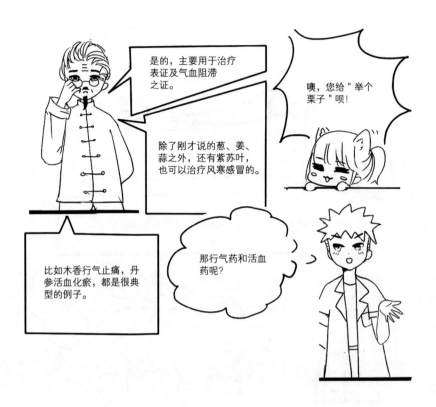

甘味与"和事佬"

导读：

药有寒热温凉之分，酸苦甘辛咸之别，要想在同一张方子里并行不悖，各司其职，和谐共处，需要一个真正的"管家"，谁能堪此大任，且听本回分解。

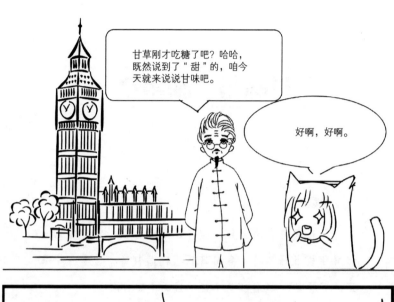

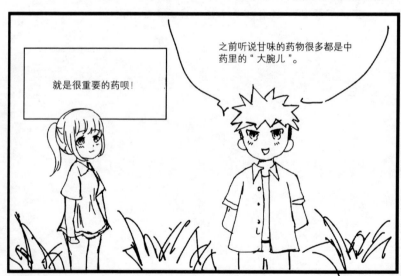

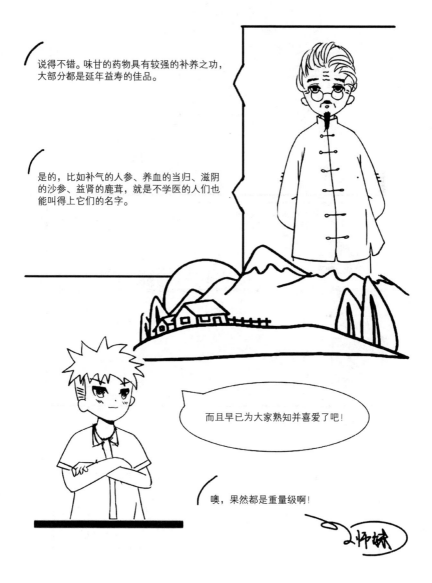

说得不错。味甘的药物具有较强的补养之功，大部分都是延年益寿的佳品。

是的，比如补气的人参、养血的当归、滋阴的沙参、益肾的鹿茸，就是不学医的人们也能叫得上它们的名字。

而且早已为大家熟知并喜爱了吧！

噢，果然都是重量级啊！

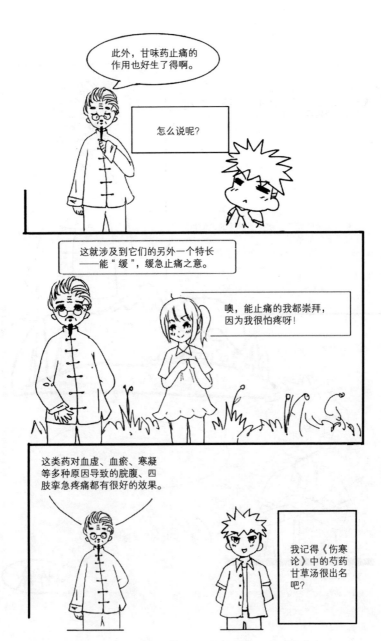

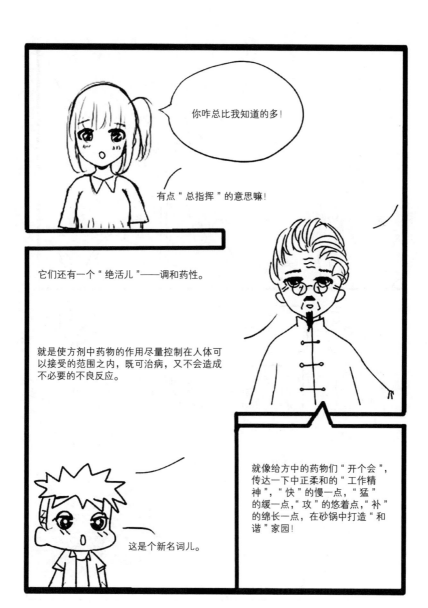

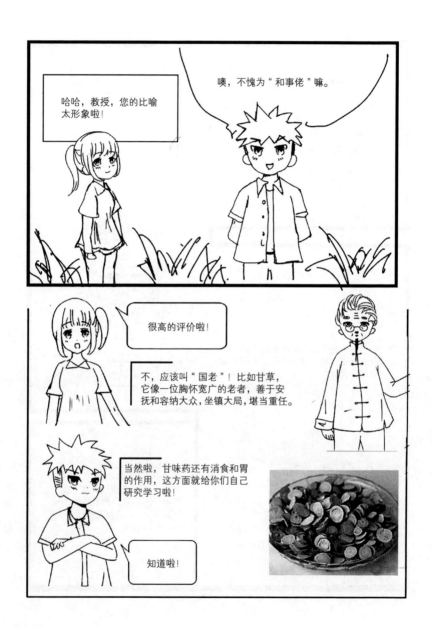

望梅止渴话酸味

导读：

　　酸是一种奇妙的味道，虽不苦不寒，但着实让人无法忘怀。从酸梅，到"酸葡萄"，再到酸味药，承载的是诙谐的历史，是丰富的情感，更是济苍生的大智慧。

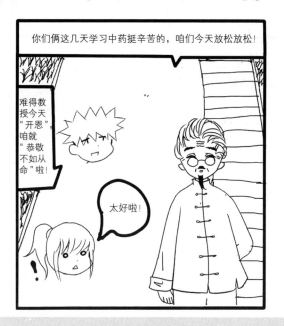

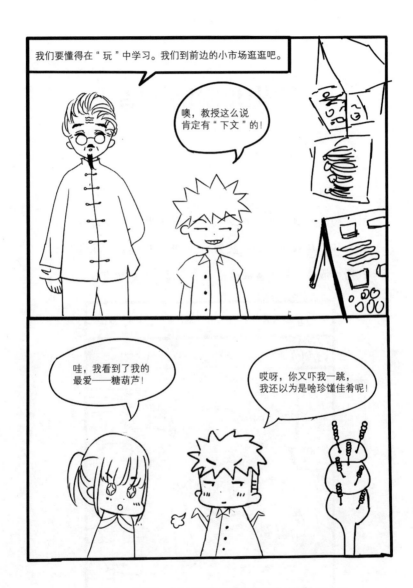

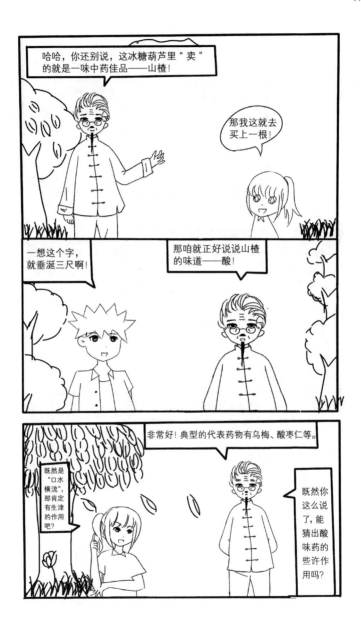

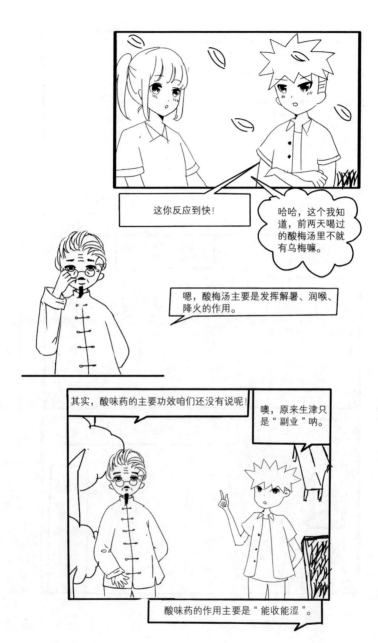

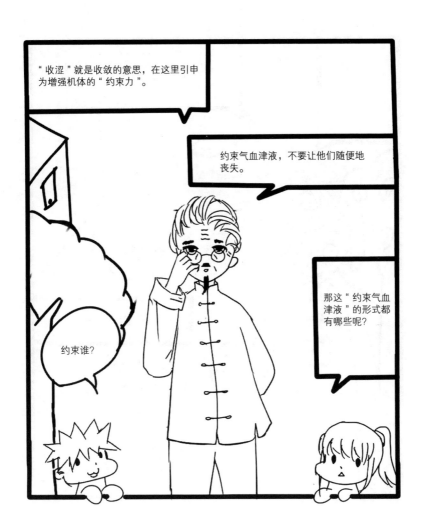

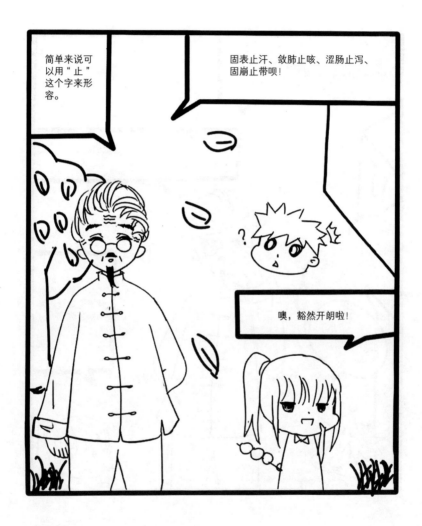

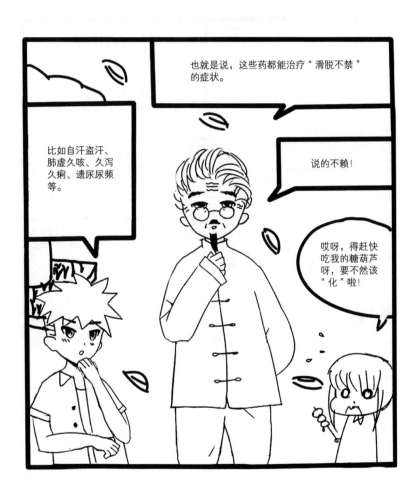

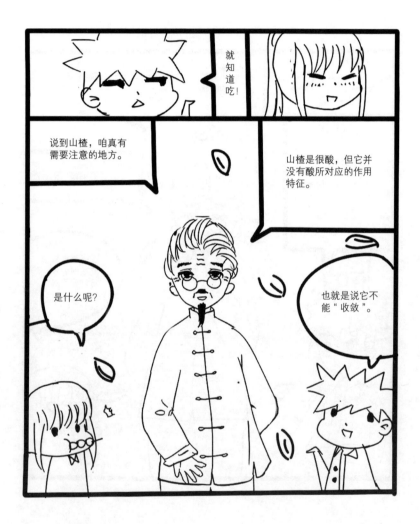

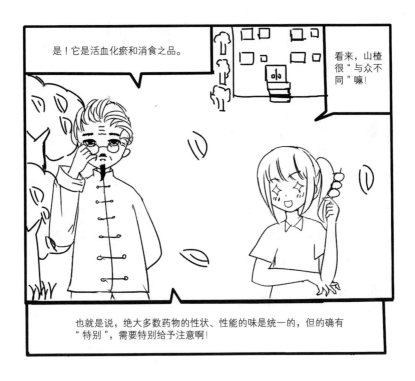

苦味中的三黄兄弟

导读：

卧薪尝胆的"吃苦"，棒打黄盖的"受苦"，缺衣少食的"困苦"，这个字我们始终避之唯恐不及，但对于人生，往往是"吃得苦中苦，方为人上人"；对于疗疾，往往是"尝得苦中苦，方可保无虞"。

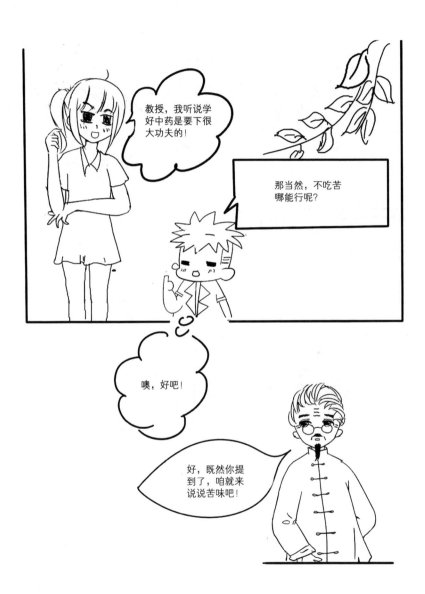

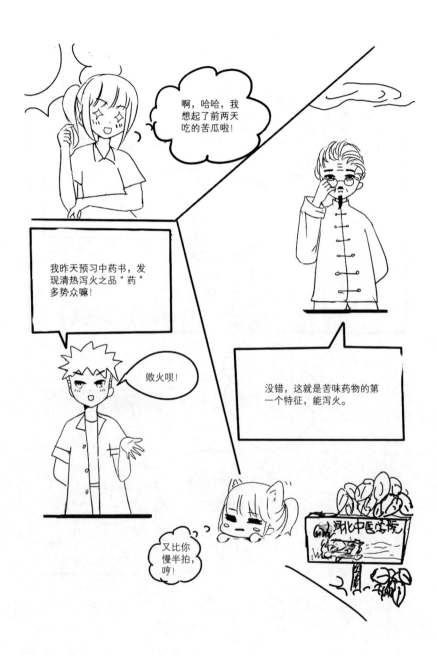

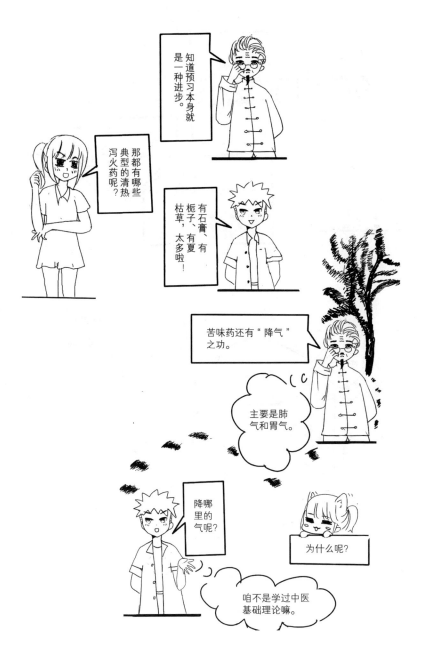

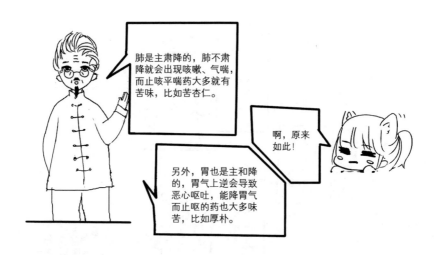

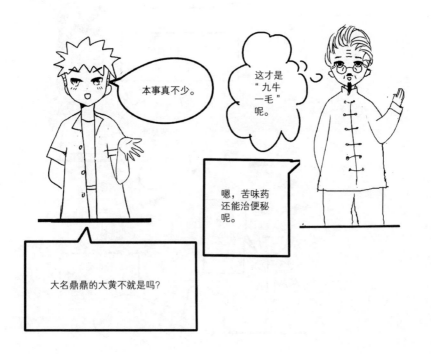

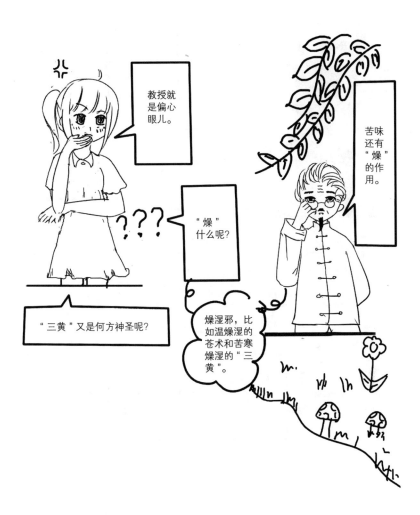

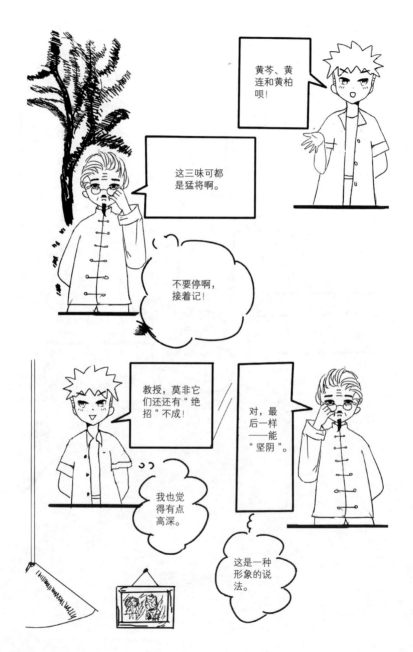

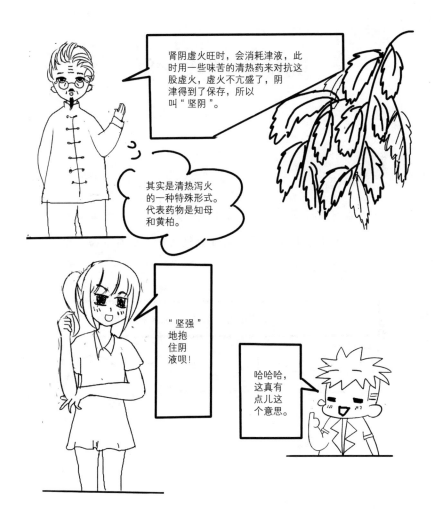

肾阴虚火旺时，会消耗津液，此时用一些味苦的清热药来对抗这股虚火，虚火不亢盛了，阴津得到了保存，所以叫"坚阴"。

其实是清热泻火的一种特殊形式。代表药物是知母和黄柏。

"坚强"地抱住阴液呗！

哈哈哈，这真有点儿这个意思。

海货里的大学问

导读：

在浩瀚而宽广的海底世界中，栖息着许多可爱的生灵，它们为蓝色的大海带来了勃勃生机，也为中药的世界增添了一抹亮丽的色彩。

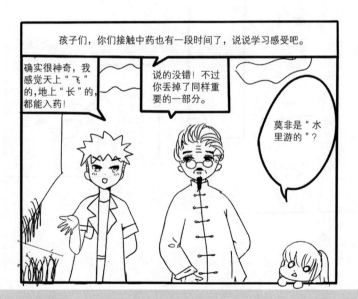

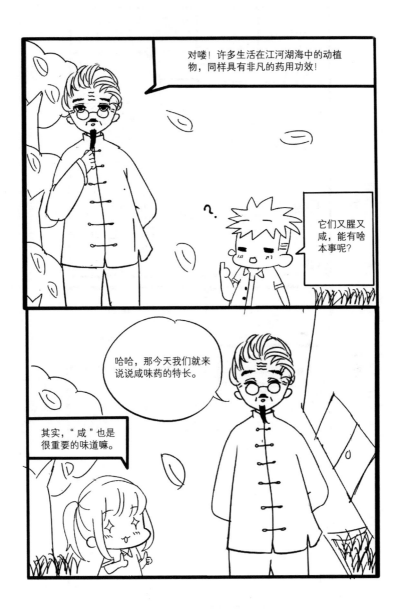

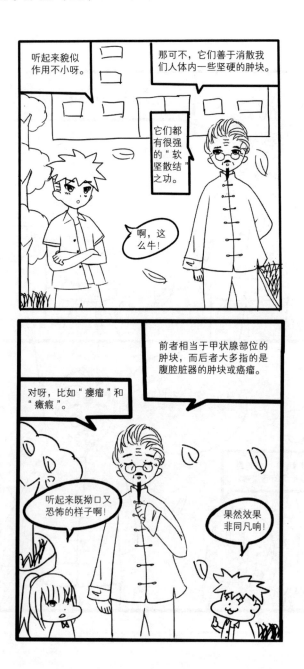

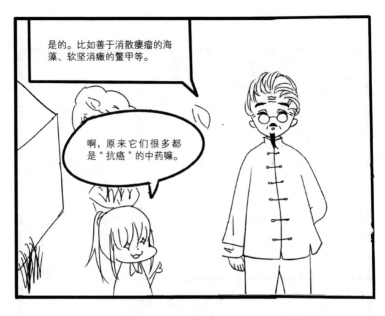

是的。比如善于消散瘿瘤的海藻、软坚消癥的鳖甲等。

啊，原来它们很多都是"抗癌"的中药嘛。

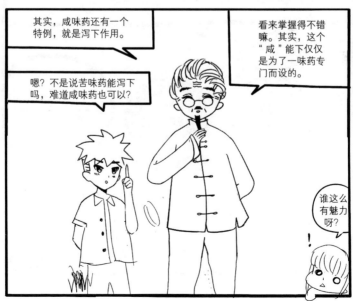

其实，咸味药还有一个特例，就是泻下作用。

看来掌握得不错嘛。其实，这个"咸"能下仅仅是为了一味药专门而设的。

嗯？不是说苦味药能泻下吗，难道咸味药也可以？

谁这么有魅力呀？

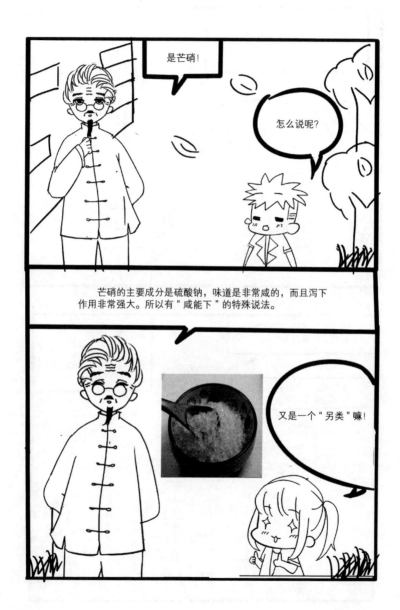

淡然处之

导读：

中药的世界里，有的选择"轰轰烈烈"，譬如荡涤肠胃的大黄、破血消瘀的水蛭、辛热逐寒的附子、拯危救脱的人参。偏偏有的选择"平平淡淡"，默默无闻，带给人无尽的"轻松"与感动。

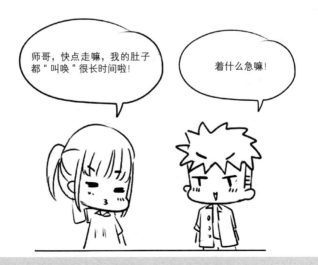

师哥，快点走嘛，我的肚子都"叫唤"很长时间啦！

着什么急嘛！

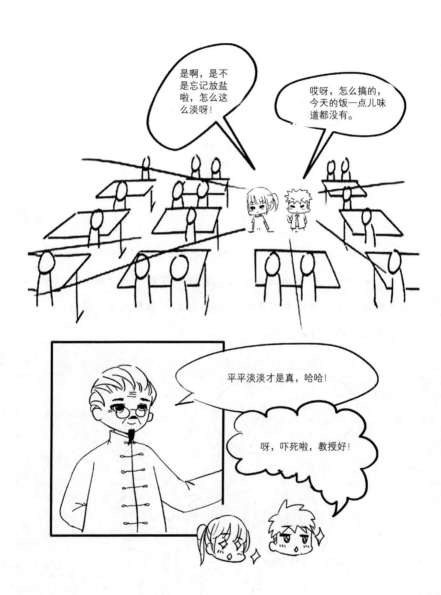

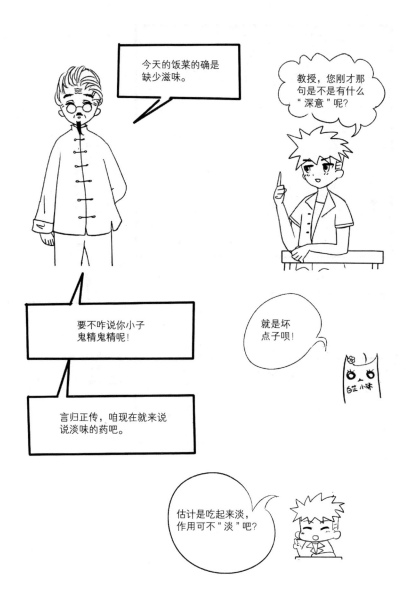

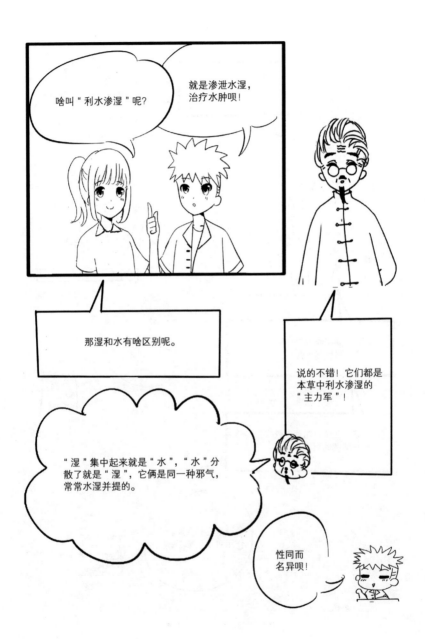

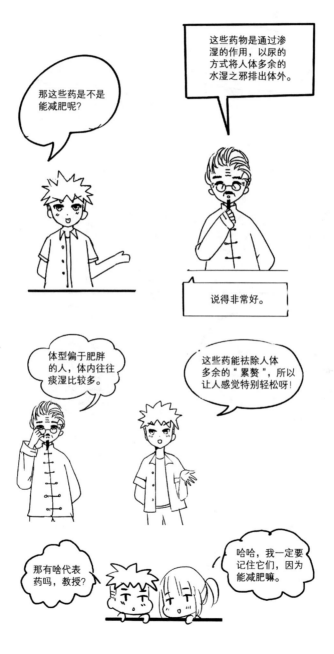

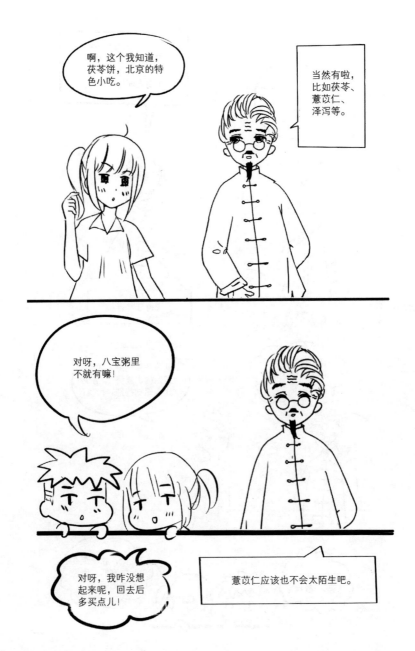

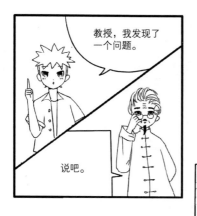

教授，我发现了一个问题。

说吧。

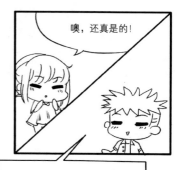

噢，还真是的！

之前名曰"五味"，可咱们已经学了六种味道了吧？

问得好！由于《神农本草经》没有提到淡味，后世医家主张"淡附于甘"，故只说五味，不称六味。

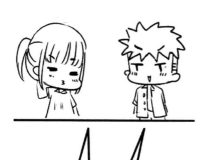

噢，原来如此啊。

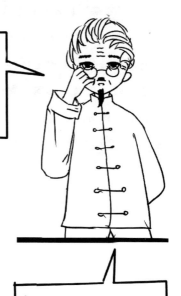

其实还有一种"涩"味，与酸味作用相似，故本草文献常酸涩并称的。

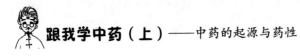

"五味"如同五位悲天悯人的仙子，虽然它们由于口味不同，在人们的心中有"亲疏远近"之分，但下咽之后，便犹如"五虎上将"，除恶祛邪，威风八面，化险为夷，锐不可当，如同五颗绚丽璀璨的"明星"，指引着我们奔向远方，迈向健康！

香气袭人

导读：

谁说良药都是苦口！沁人心脾的"香药"同样在本草的世界里演绎着别样的传奇。香，是一种味道，是一缕情思，更是一段割舍不断的美好回忆。

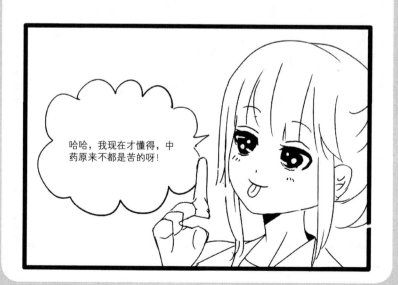

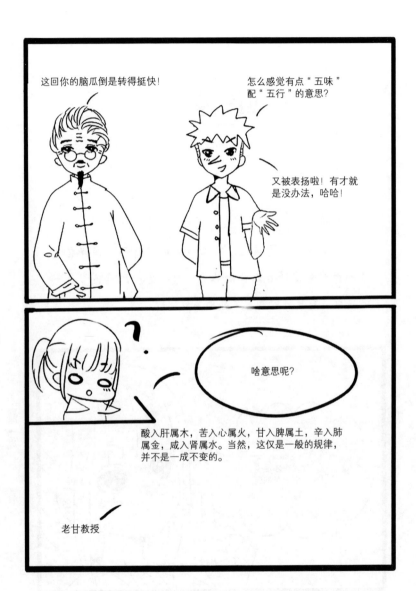

这回你的脑瓜倒是转得挺快！

怎么感觉有点"五味"配"五行"的意思？

又被表扬啦！有才就是没办法，哈哈！

？

啥意思呢？

酸入肝属木，苦入心属火，甘入脾属土，辛入肺属金，咸入肾属水。当然，这仅是一般的规律，并不是一成不变的。

老甘教授

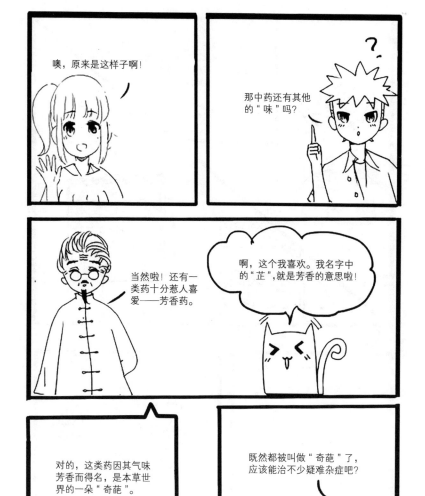

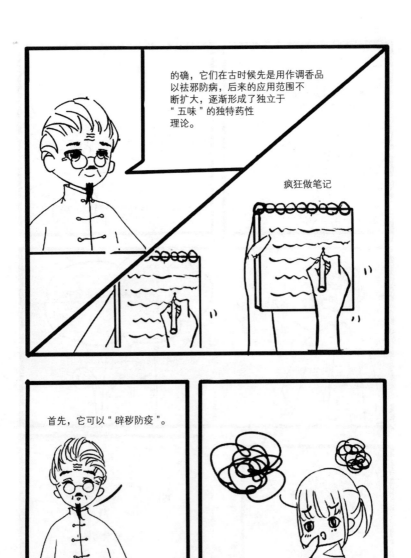

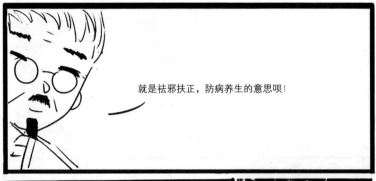
就是祛邪扶正，防病养生的意思呗！

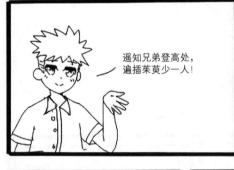
遥知兄弟登高处，
遍插茱萸少一人！

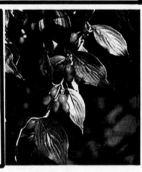

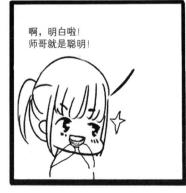
啊，明白啦！
师哥就是聪明！

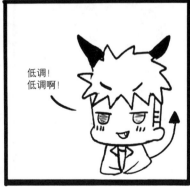
低调！
低调啊！

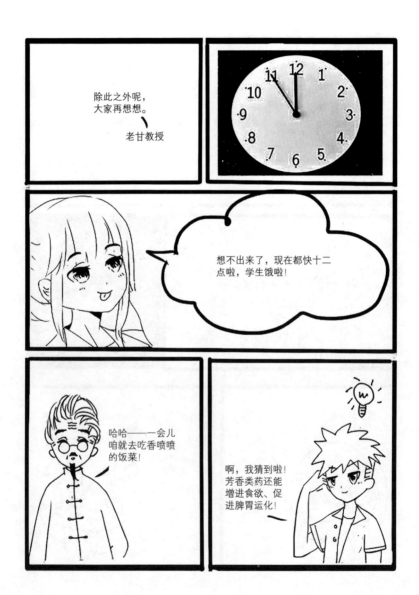

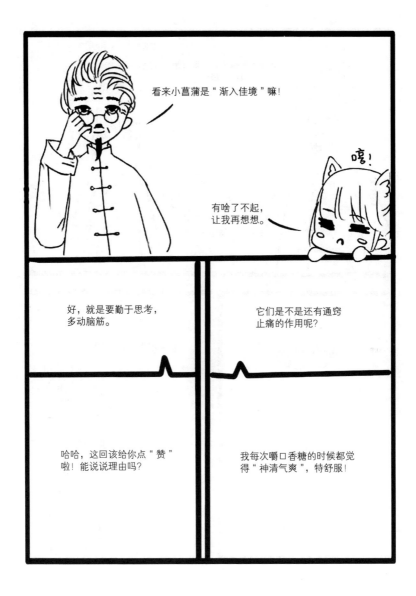

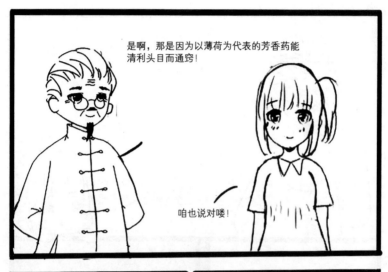

是啊，那是因为以薄荷为代表的芳香药能清利头目而通窍！

咱也说对喽！

你俩还有没有啥"灵感"呢？

老甘教授

它们是不是也能行气血呢？

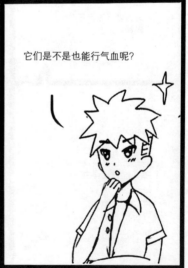

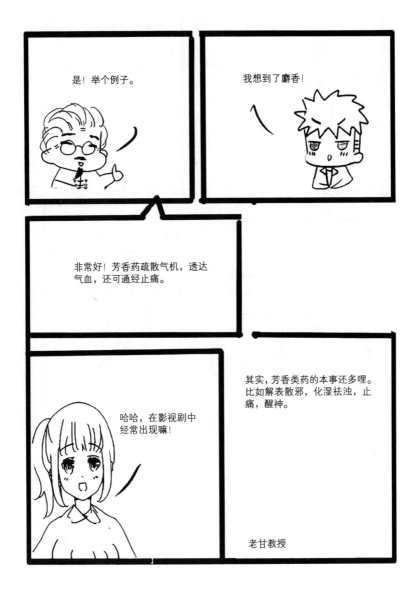

是！举个例子。

我想到了麝香！

非常好！芳香药疏散气机，透达气血，还可通经止痛。

哈哈，在影视剧中经常出现嘛！

其实，芳香类药的本事还多哩。比如解表散邪，化湿祛浊，止痛，醒神。

老甘教授

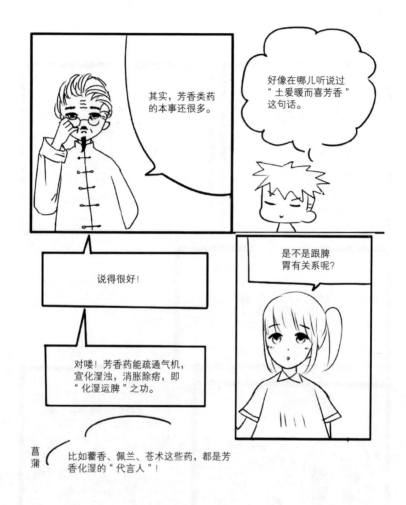

芳香药性学说，是四气五味学说的有力补充和发展，亦是中药药性理论的重要组成部分。它们的身姿，摇曳于炎炎的盛夏，荡漾于湿热的南国，徜徉于西域的古道，置身于紧锁的宫闱。千百年来，它们以"气"用事，以"味"袭人，成为中药世界里一抹亮丽的风景！

问君路远何处去

导读：

有道是"中药不怕远征难，万水千山只等闲"——沁人心脾的中药沿着漫长的"人体隧道"执着而笃定的跋涉，只为虔诚地守护生灵的康健。

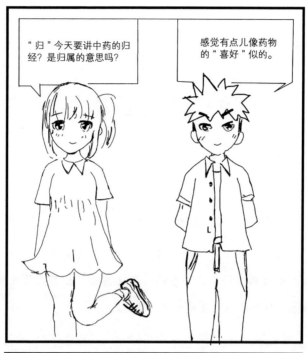

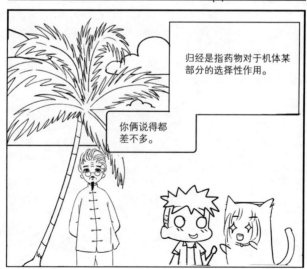

第二章 中药的药性

说得好，就是这个意思！

也就是说某药对某些脏腑经络的特殊亲和作用呗！

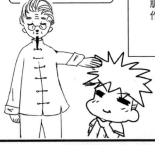

药物对所归经部位的病变起着主要或特殊治疗作用，归经不同，治疗作用也会有差异。

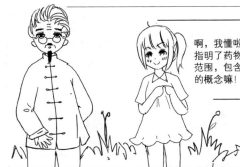

啊，我懂啦！其实归经指明了药物治病的适用范围，包含了"定位"的概念嘛！

既然是"名片"级别的，一定很久远吧！

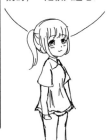

那归经的理论来源是什么呢？

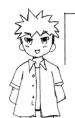

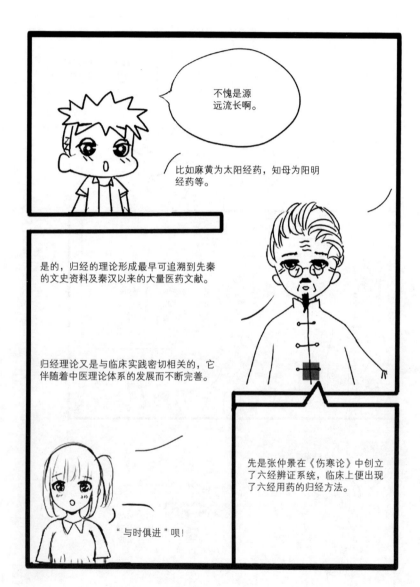

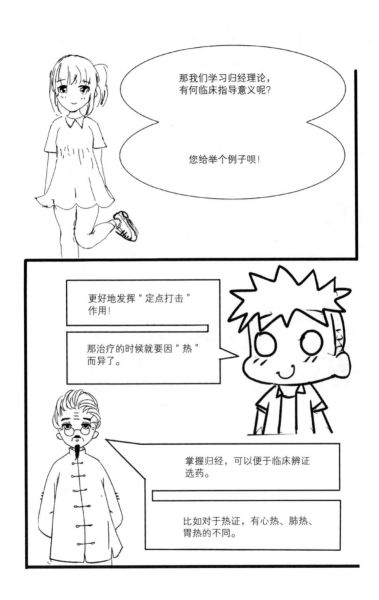

那我们学习归经理论，有何临床指导意义呢？

您给举个例子呗！

更好地发挥"定点打击"作用！

那治疗的时候就要因"热"而异了。

掌握归经，可以便于临床辨证选药。

比如对于热证，有心热、肺热、胃热的不同。

跟我学中药（上）——中药的起源与药性

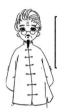

是的！对于心热，就要选用归心经的药来清心安神，比如朱砂、丹参等。

就你话多！是啊，比如桑白皮、地骨皮等。

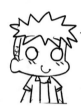

那对于肺热，就要以归肺经的药物为主来泻肺平喘呗！

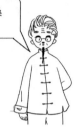

那入胃经，能清胃火的药物又有哪些呢？

看来掌握归经真是好处多多呀！

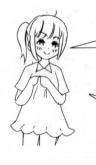

像石膏、黄连等。

是啊，还有助于人们区别功效相似的药物，更"精准"地发力。

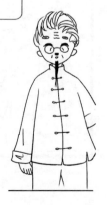

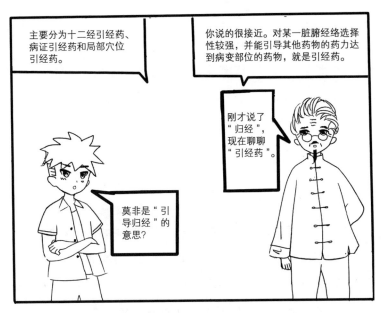

主要分为十二经引经药、病证引经药和局部穴位引经药。

你说的很接近。对某一脏腑经络选择性较强，并能引导其他药物的药力达到病变部位的药物，就是引经药。

刚才说了"归经"，现在聊聊"引经药"。

莫非是"引导归经"的意思？

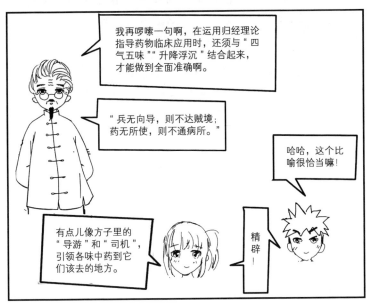

我再啰嗦一句啊，在运用归经理论指导药物临床应用时，还须与"四气五味""升降浮沉"结合起来，才能做到全面准确啊。

"兵无向导，则不达贼境；药无所使，则不通病所。"

哈哈，这个比喻很恰当嘛！

有点儿像方子里的"导游"和"司机"，引领各味中药到它们该去的地方。

精辟！

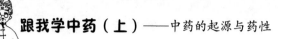

归经理论巧妙地将药物与人体通过脏腑经络紧紧地"绑定"在一起，各司其职，并行不悖，协同作战，共创"辉煌"！

不可否认，归经理论是初次接触这些花花草草的"菜鸟们"开启中药之门的"金钥匙"。

向上走还是向下走

导读:

有的时候, 你真的会感觉中药与人生是如此的相似。对我们来说"升降浮沉"的人生留下的是无尽的思考与感悟; 对中药来说,"升降浮沉"的药性带来的是济世的悲悯与神奇。

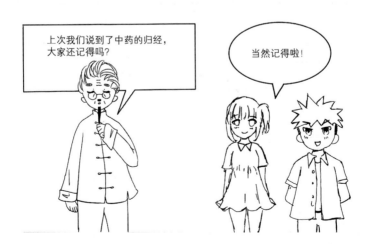

上次我们说到了中药的归经, 大家还记得吗?

当然记得啦!

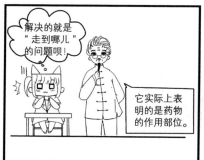

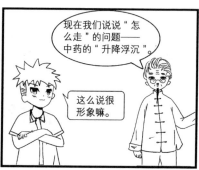

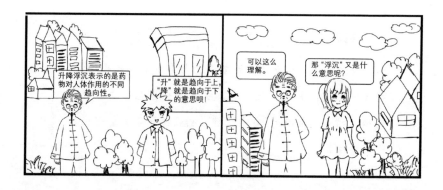

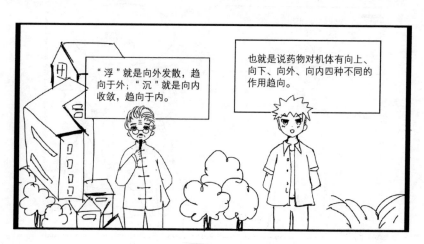

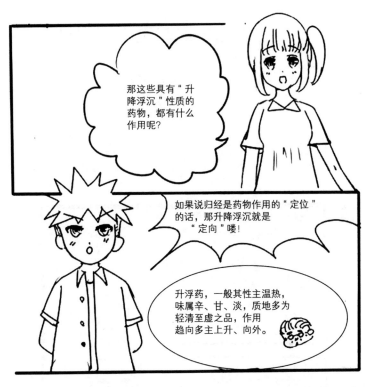

那这些具有"升降浮沉"性质的药物，都有什么作用呢?

如果说归经是药物作用的"定位"的话，那升降浮沉就是"定向"喽!

升浮药，一般其性主温热，味属辛、甘、淡，质地多为轻清至虚之品，作用趋向多主上升、向外。

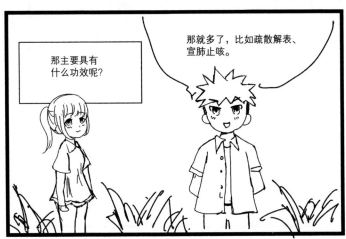

那主要具有什么功效呢?

那就多了，比如疏散解表、宣肺止咳。

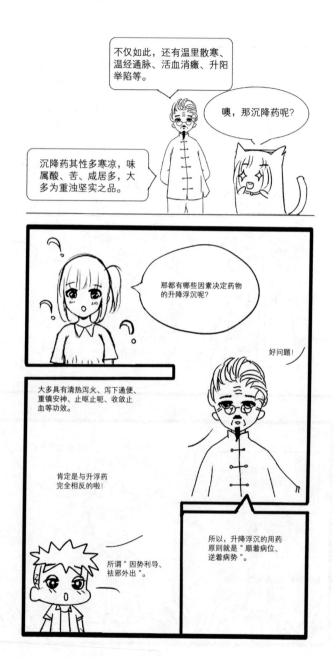

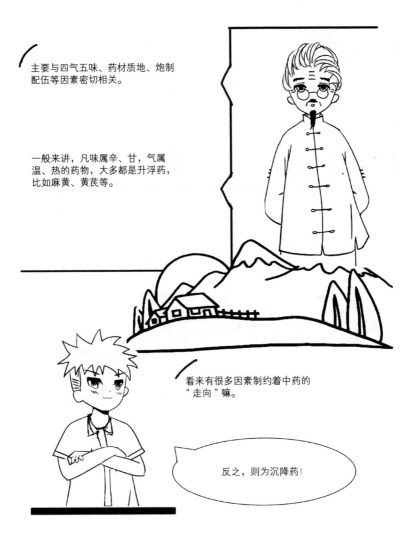

主要与四气五味、药材质地、炮制配伍等因素密切相关。

一般来讲，凡味属辛、甘，气属温、热的药物，大多都是升浮药，比如麻黄、黄芪等。

看来有很多因素制约着中药的"走向"嘛。

反之，则为沉降药！

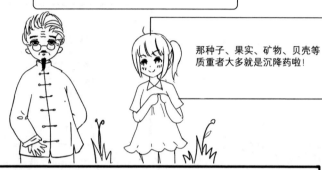

还有，花、叶、皮、枝等质轻的药物大多为升浮药。

那种子、果实、矿物、贝壳等质重者大多就是沉降药啦！

别忘了炮制啊！

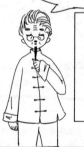

嗯，"酒制则升，姜炒则散，醋炒收敛，盐炒下行"嘛。

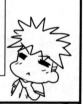

当然，还要考虑配伍的因素。

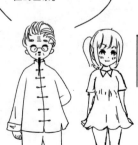

知道啦！驾驭药性可比驾驶汽车复杂多啦！

　　《素问·阴阳应象大论》有言："其高者，因而越之；其下者，引而竭之；中满者，泻之以内；其有邪者，渍形以为汗；其在皮者，汗而发之。"阐明了应根据人体疾病的病势与病位的不同，采取相应的治疗方法，为中药升降浮沉理论的产生与发展奠定了基础。

毒药之毒

导读：

历代本草书籍中，常在每一味中药的性味之下，标明其"有毒""无毒"。"有毒无毒"也是中药性能的重要标志之一。

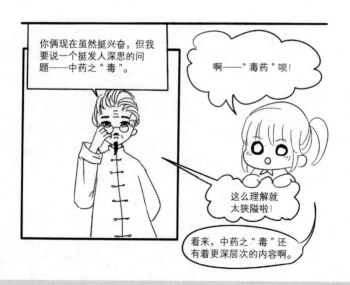

你俩现在虽然挺兴奋，但我要说一个挺发人深思的问题——中药之"毒"。

啊——"毒药"呗！

这么理解就太狭隘啦！

看来，中药之"毒"还有着更深层次的内容啊。

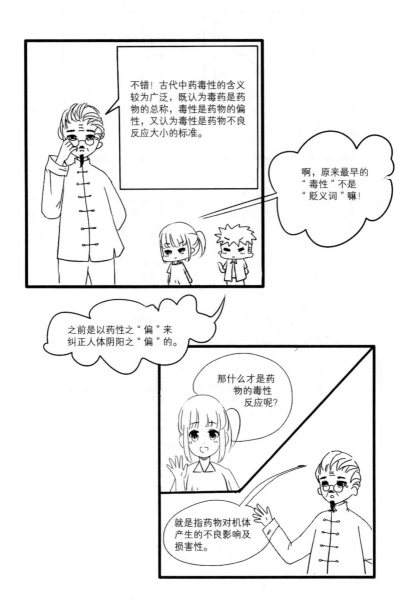

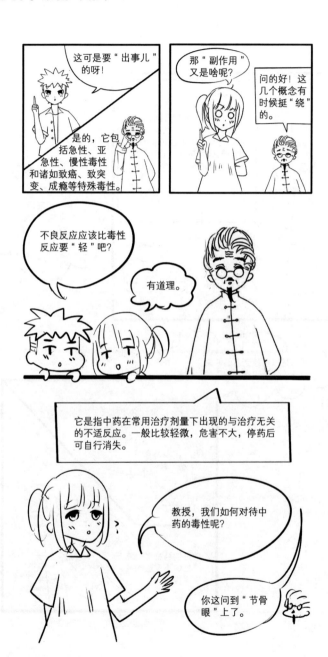

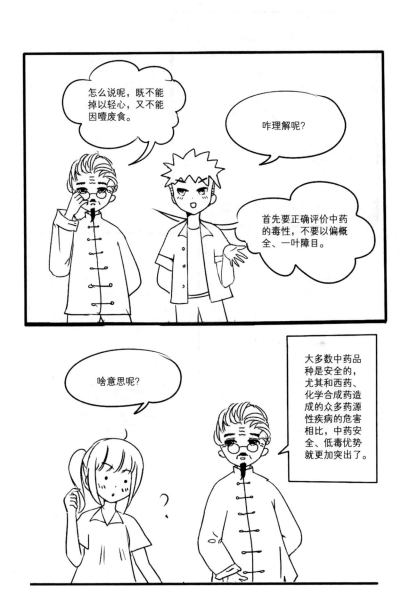

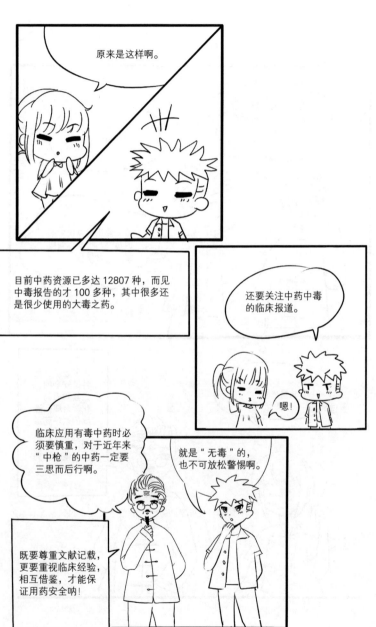

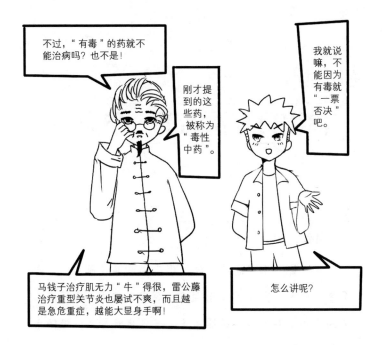

正确对待中药毒性，还要加强对毒性中药的使用管理。这里说的毒性中药，指的是列入《医疗用毒性药品管理办法》的中药品种，包括砒霜、水银、生马钱子、生川乌、生巴豆、雪上一枝蒿、洋金花、雄黄等。有些药物，在艳丽的外表下，隐藏着"蛇蝎"般的"心肠"，不可不防；有些药物，在"虎狼之性"的内心里，怀抱着"火热温情"的另一面，不可不知！

福祸只在医者的一念之间

导读：

医生是一个"危险系数"很高的职业，因为"人命至重，有贵千金"。临证提笔前，医者务要将不良反应较大的中药烂熟于心，谨慎从事。一旦稍有差池，便悔之晚矣。

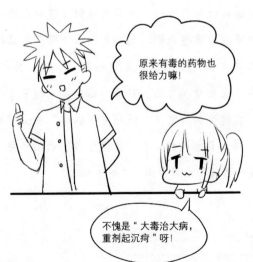

原来有毒的药物也很给力嘛！

不愧是"大毒治大病，重剂起沉疴"呀！

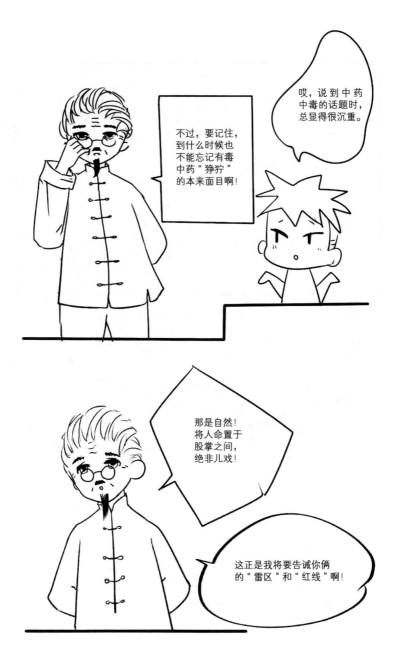

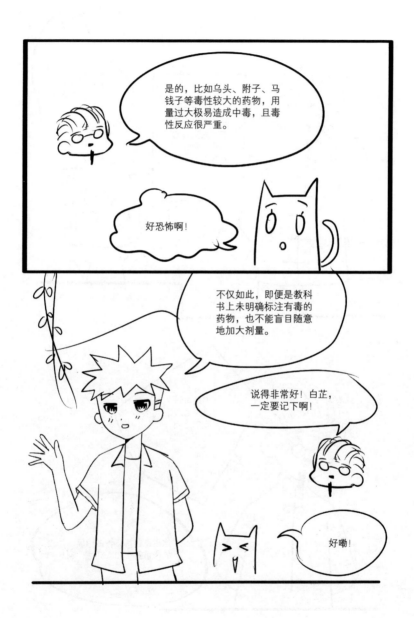

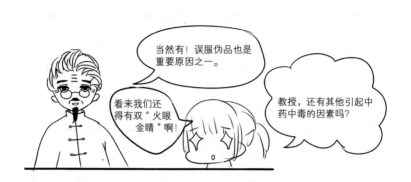

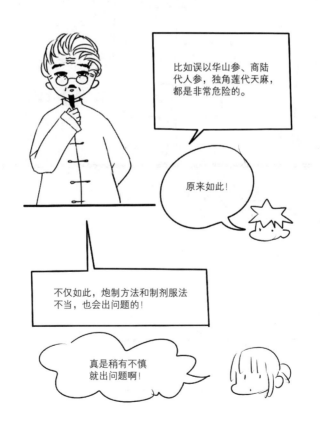

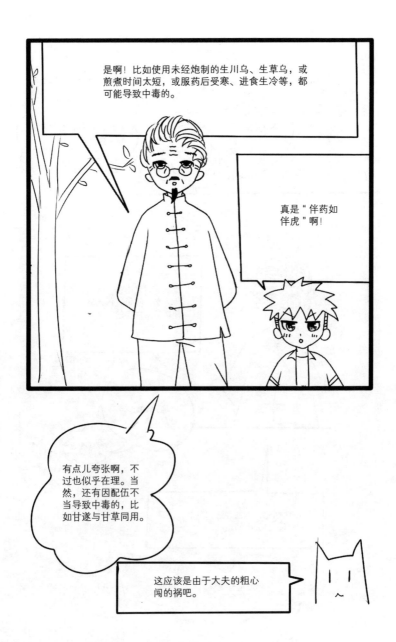

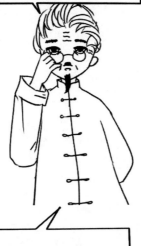

除此之外，药物贮存不当、药不对证、服药时间太长、给药途径不当等也是引起中毒的原因，不可不防啊！

有种"一着不慎，满盘皆输"的感觉。

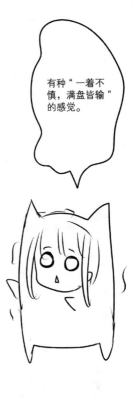

言重了点，但中药中毒的话题向来很严肃，值得思考、值得警惕、值得关注。

　　中药种属的混淆和品种误用也是造成不良甚至毒副反应的主要原因。比如中药木通，有木通、川木通、关木通三种。本草考证表明：历代本草所用木通并非马兜铃科关木通，而多为木通科木通。关木通因为含有马兜铃酸，会导致严重的肾毒性，原国家药品监督管理局已于2003年4月1日发出通知，任何人都不能将关木通继续作为药物使用，在原使用关木通的组方中，应使用不含马兜铃酸的木通。

第三章

中药的配伍与用法

药之七情如人之七情1

导读：

初入中药世界的"菜鸟"们，你们可曾想到：数以千计的中药之间，演绎着多少让人拍案叫绝的"亲疏远近"与"爱恨情仇"——谁说草木本无情！

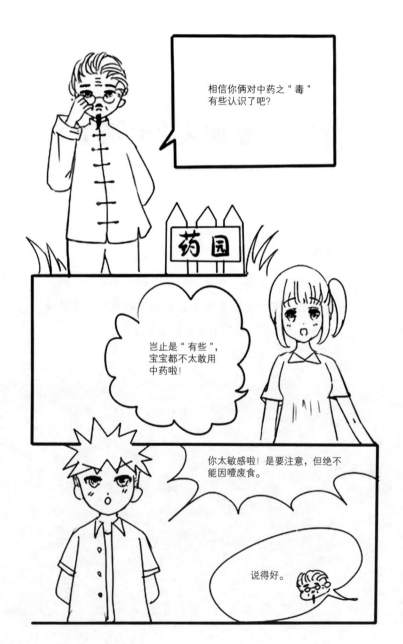

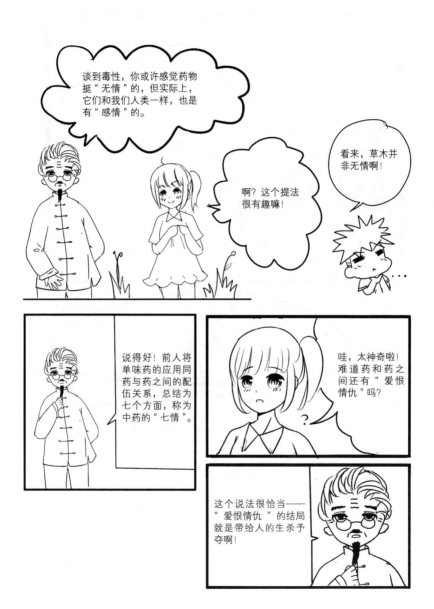

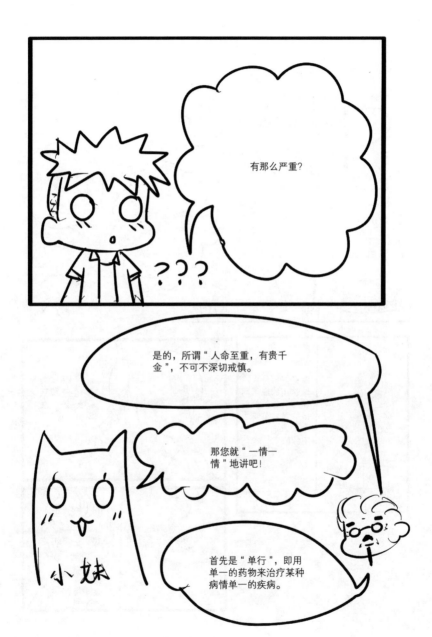

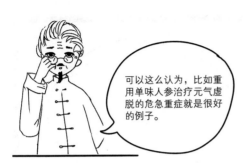

可以这么认为，比如重用单味人参治疗元气虚脱的危急重症就是很好的例子。

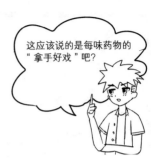

这应该说的是每味药物的"拿手好戏"吧？

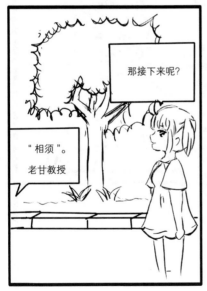

那接下来呢？

"相须"。

老甘教授

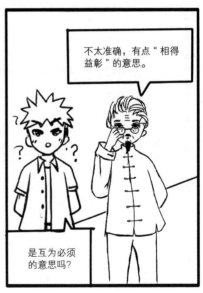

不太准确，有点"相得益彰"的意思。

是互为必须的意思吗？

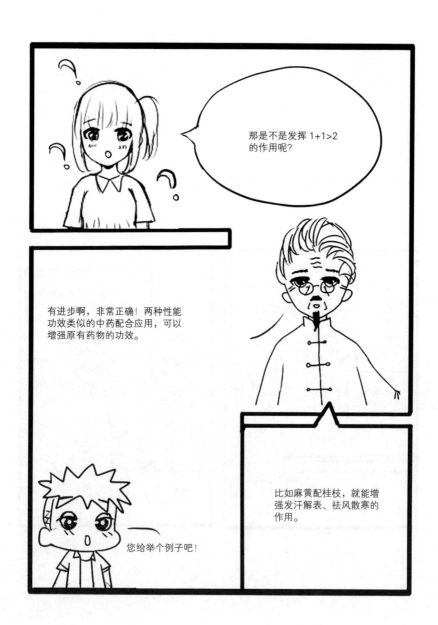

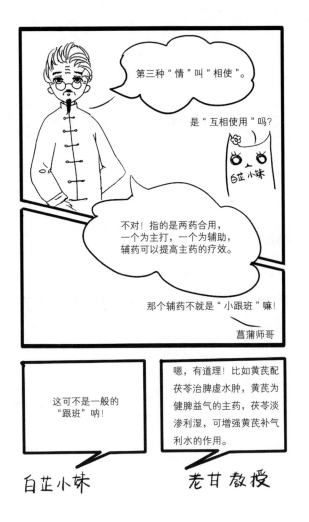

　　一个人的力量毕竟是弱小的，需要"铁哥们"的帮衬才能干一番大事业。惊人相似的是，单味药的力量亦是单薄的，需要"小伙伴"的助力才能产生理想的"化学反应"，为我们的健康保驾护航！

药之七情如人之七情2

导读：

当药之"七情"演绎出与人之七情如此相似的戏码时，世间的本草带给你的，将会是满满的惊喜与感动！

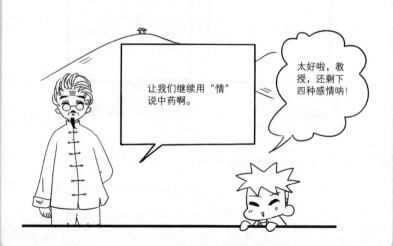

让我们继续用"情"说中药啊。

太好啦，教授，还剩下四种感情呐！

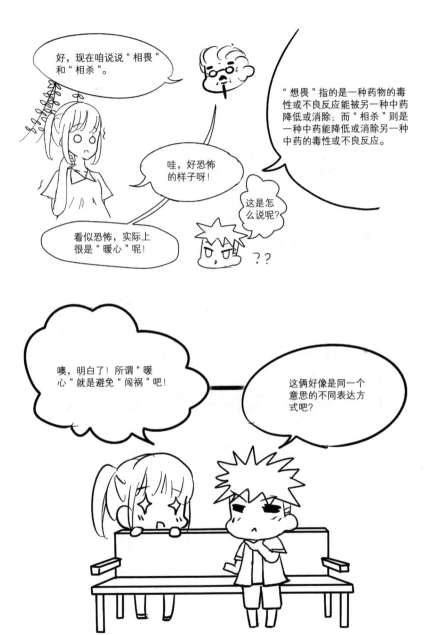

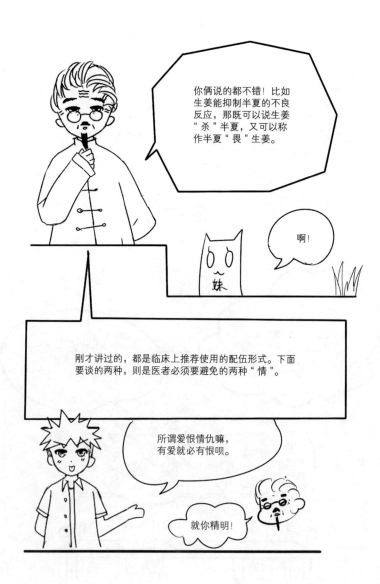

第三章 中药的配伍与用法

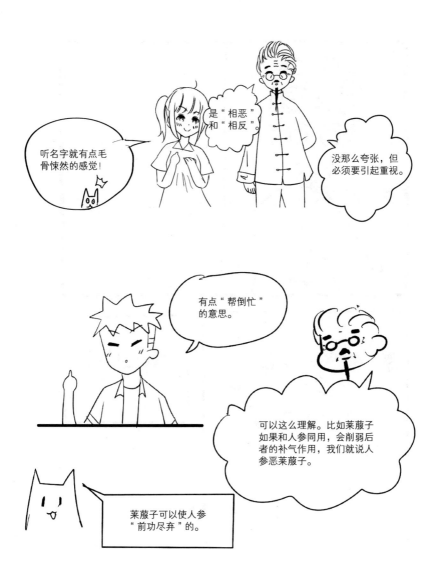

205

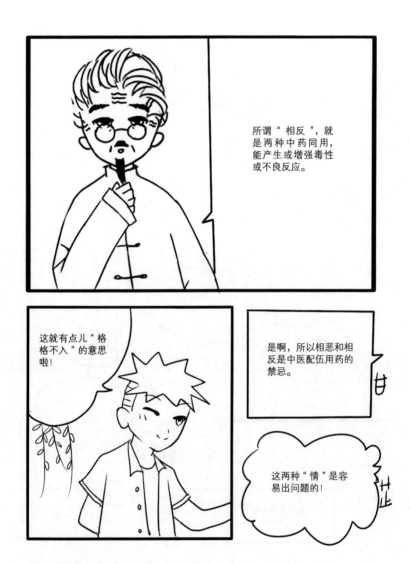

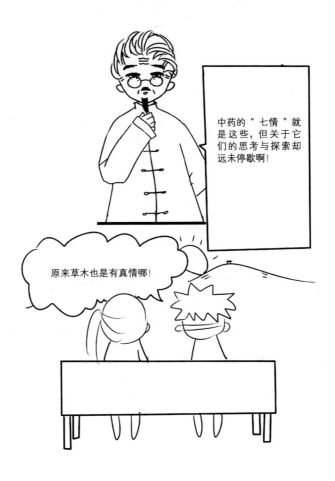

单行就是"我不需要你"；相须就是"我喜欢你"；相使就是"我需要你"；相畏和相杀就是"多亏了你"；相恶就是"我讨厌你"；相反就是"我恨你"——药之七情，亦如人之七情——原来中药可以这样学，是不是很有意思，很有意义呢？

十八反与十九畏

导读：

在中药的世界里，"十八反"和"十九畏"是历代公认的中药配伍禁忌，是医者万不可跨越的"雷区"，是必须要深刻戒慎的。有些药物，它们彼此只有"格格不入"，才能确保我们"生生不息"。

第三章　中药的配伍与用法

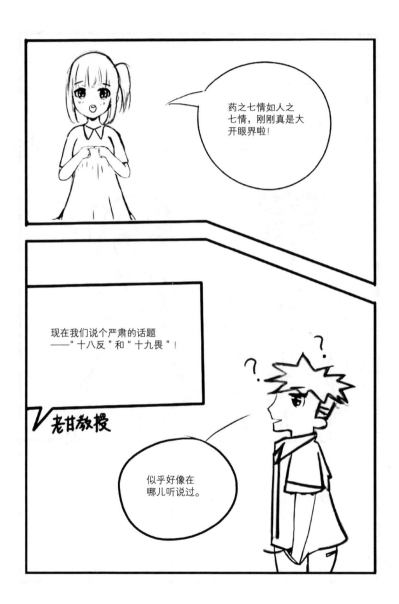

2019

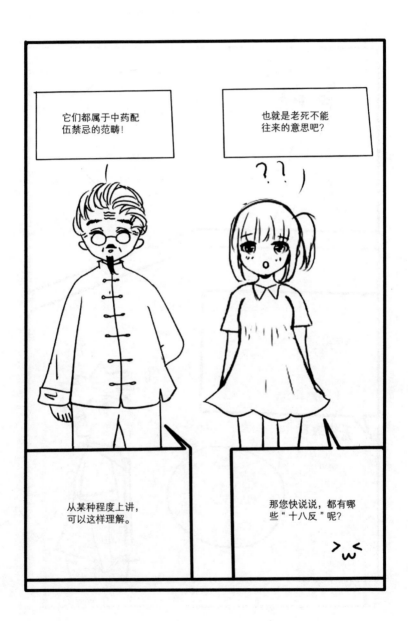

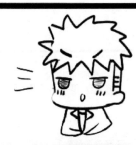

本草明言十八反，
半蒌贝蔹及攻乌，
藻戟遂芫俱战草，
诸参辛芍叛藜芦。

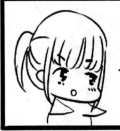

咋这么拗口呢？

是拗口了点儿，但是字字珠玑啊。

老甘教授

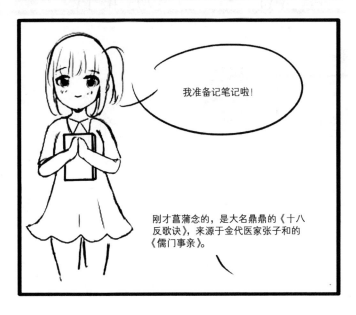

我准备记笔记啦！

刚才菖蒲念的，是大名鼎鼎的《十八反歌诀》，来源于金代医家张子和的《儒门事亲》。

首先，乌头（包括川乌、草乌、附子）不能与浙贝母、川贝母、平贝母、伊贝母、湖北贝母、瓜蒌、瓜蒌皮、瓜蒌子、天花粉、半夏、白及与白蔹同用。

哇，一下子这么多药，还不能同时出现。

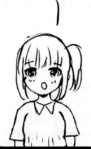

这样一来，编成歌诀就很好记啦！

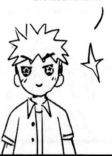

其次，甘草不能与甘遂、京大戟、红大戟、海藻、芫花出现在同一张处方中。

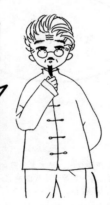

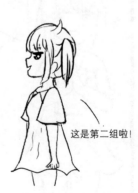

这是第二组啦！

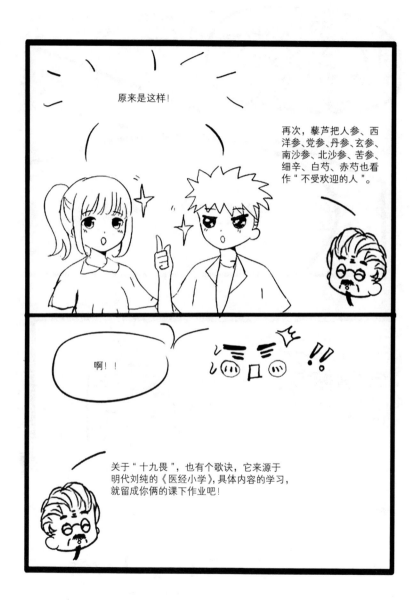

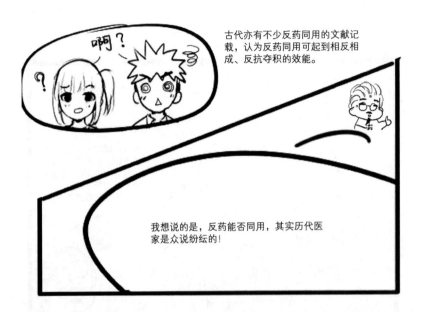

古代亦有不少反药同用的文献记载，认为反药同用可起到相反相成、反抗夺积的效能。

我想说的是，反药能否同用，其实历代医家是众说纷纭的！

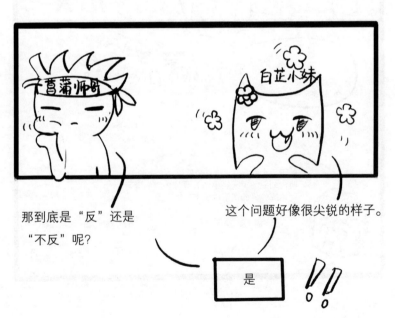

那到底是"反"还是"不反"呢？

这个问题好像很尖锐的样子。

是

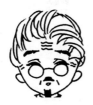

对十八反、十九畏的科学研究还需要做更加深入和细致的工作，去伪存真，才能得出准确的结论。

中华人民共和国科学技术部已将十八反配伍禁忌的本质研究列入国家重点基础研究发展计划，从古籍、临床及实验等方面对十八反开展了深入细致的研究，相信在不久的将来会揭开它神秘的面纱。不过目前，应采取慎重的态度，在临床上若无充分把握，最好不使用，以免发生意外。

你有"忌口"吗

导读：

服药时的饮食禁忌是指服药期间对某些食物的禁忌，简称食忌，也就是我们通常说的"忌口"。中医学一向重视服药饮食禁忌，这对于确保临床用药安全有效，具有重要的意义。

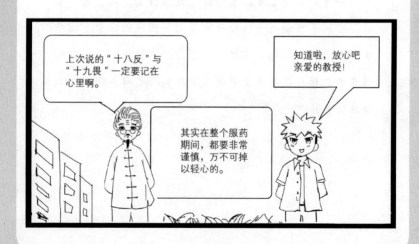

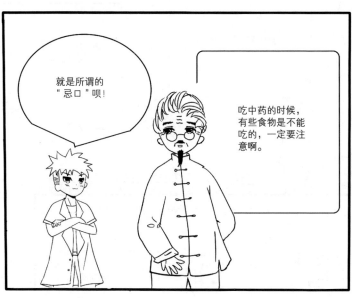

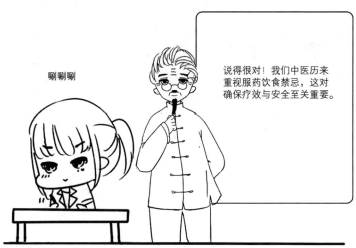

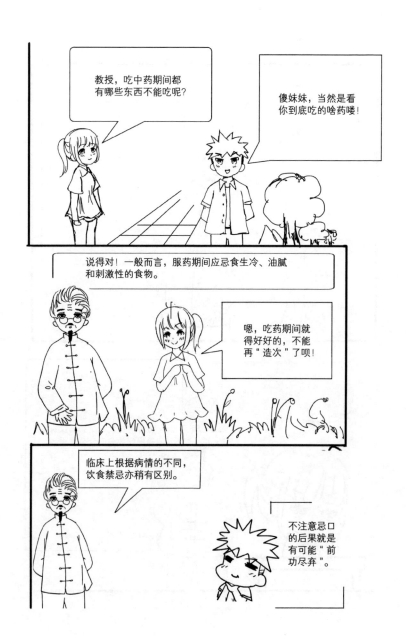

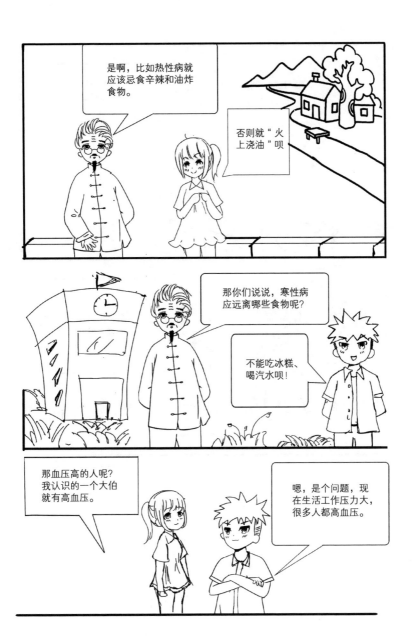

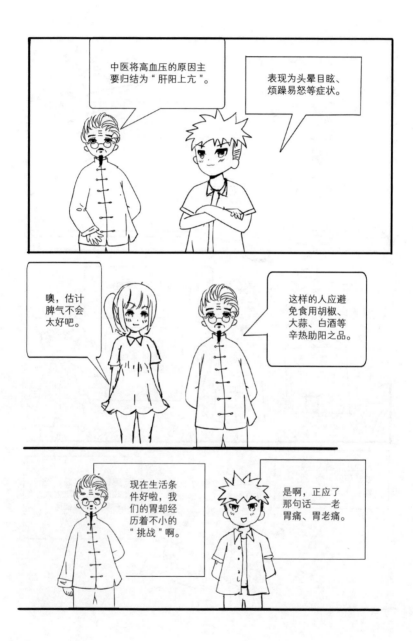

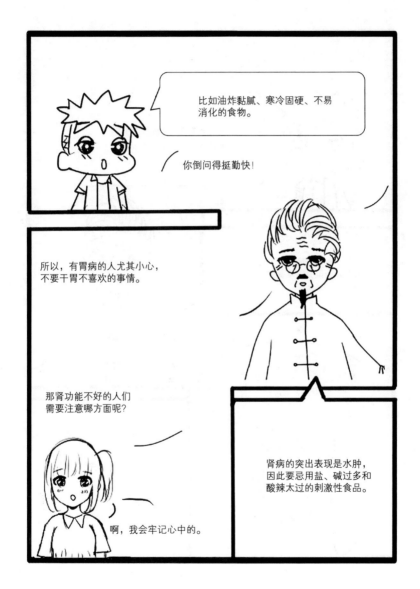

比如油炸黏腻、寒冷固硬、不易消化的食物。

你倒问得挺勤快!

所以,有胃病的人尤其小心,不要干胃不喜欢的事情。

那肾功能不好的人们需要注意哪方面呢?

肾病的突出表现是水肿,因此要忌用盐、碱过多和酸辣太过的刺激性食品。

啊,我会牢记心中的。

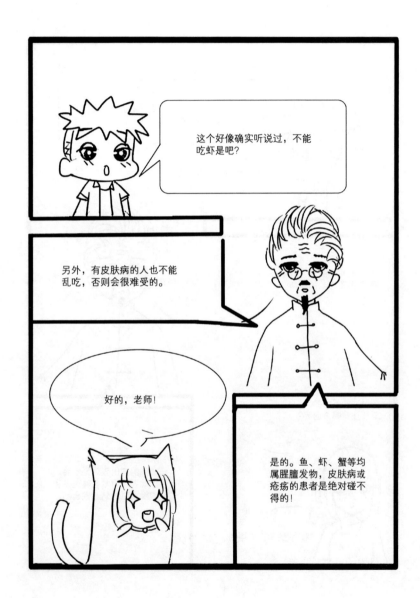

此外，古代文献记载甘草、黄连、桔梗、乌梅忌猪肉；鳖甲忌苋菜；常山忌葱；薄荷忌蟹肉，以及蜜反生葱等，也要作为饮食禁忌的参考，戒慎戒慎。总之"吃"也不能"随便"吃！

中药不传之秘在于量

导读：

是"四两拨千斤"，还是"重剂起沉疴"，全在于医者笔下的高超智慧。中药的剂量，演绎着从量变到质变的古今传奇，凸显出了古老东方医学的无穷魅力。

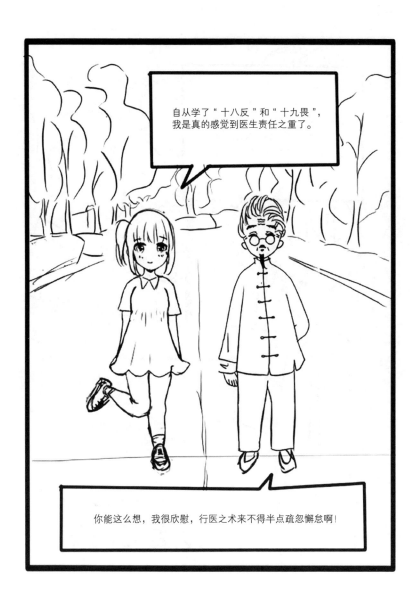

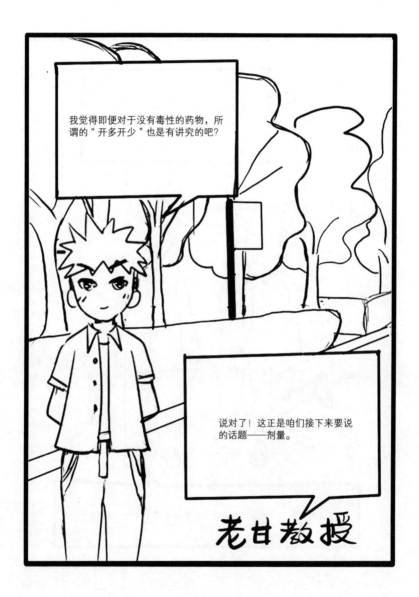

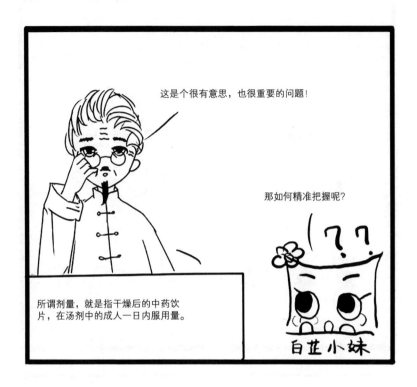

这是个很有意思，也很重要的问题！

那如何精准把握呢？

所谓剂量，就是指干燥后的中药饮片，在汤剂中的成人一日内服用量。

白芷小妹

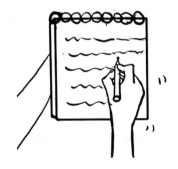

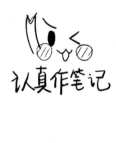

认真作笔记

尽管绝大多数中药的安全剂量范围较大，但用量得当与否，也会直接影响药效的发挥和疗效的好坏。

许多因素都影响药物的使用剂量。

比如呢？

白芷

比如药材的性质、剂型、患者的年龄、体质、性别、职业等。

老甘教授

要不怎么说中医是"综合医学"呢！

菖蒲师哥

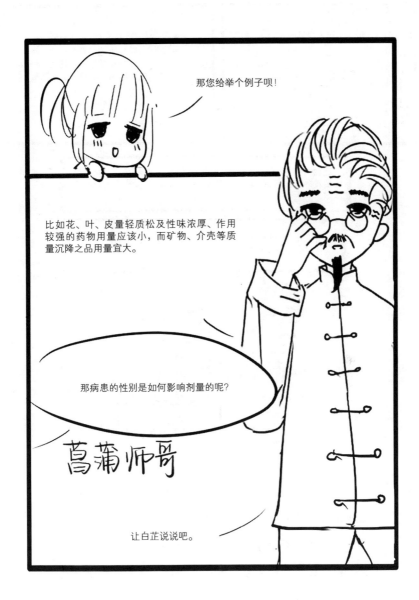

那您给举个例子呗！

比如花、叶、皮量轻质松及性味浓厚、作用较强的药物用量应该小，而矿物、介壳等质量沉降之品用量宜大。

那病患的性别是如何影响剂量的呢？

菖蒲师哥

让白芷说说吧。

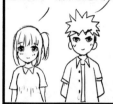

一般来讲男女用量区别不大，但妇女在月经期、妊娠期，用活血化瘀通经药时一般不宜过大用量的。

那剂量又是怎么和职业"扯上关系"呢？

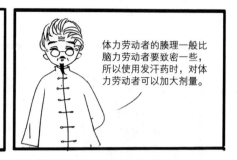

体力劳动者的腠理一般比脑力劳动者要致密一些，所以使用发汗药时，对体力劳动者可以加大剂量。

比如中药益母草用来活血调经时，用量一般为 9 ~ 15g，但要发挥利水消肿之功时，则有可能要加大到 60g 左右才能见效的。

有点儿"一语道破天机"的意思，量效关系一直是中药现代研究的热点和难点，我们一起加油！

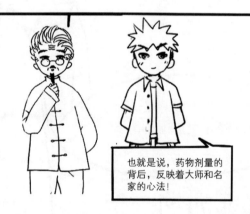

也就是说，药物剂量的背后，反映着大师和名家的心法！

药量过小，起不到治疗作用而徒劳无功；药量过大，克伐正气，还可能会引起不良后果。中药大多为复方应用，其中主要药物的剂量波动，会影响整张处方的功效与主治。因此，医者应以敬畏之心反复思量，严加揣度，才能恰到好处，药到病除。

先放还是后放

导读:

这救死扶伤的中药距离"大功告成"就差"最后一公里"了——煎药!然而,这道在很多人看来并不难办的工序,却依旧蕴含着无穷的智慧——你真的会熬中药吗?

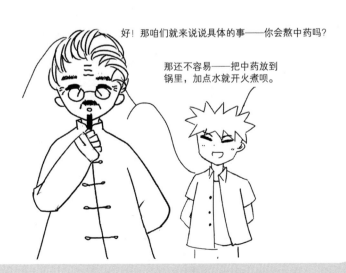

好!那咱们就来说说具体的事——你会熬中药吗?

那还不容易——把中药放到锅里,加点水就开火煮呗。

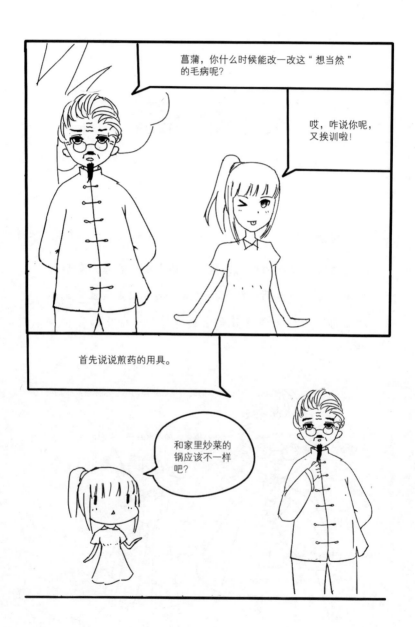

对的！煎煮中药，应以砂锅、瓦罐为好，忌用铜、铁、铝等金属锅具，以免发生化学变化，影响疗效。

煎药时，先将药材浸泡 30～60 分钟，用水量以高出药面为度；一般煎煮两次，而后将两次煎液去渣滤净混合后分两次服用。

领教啦！

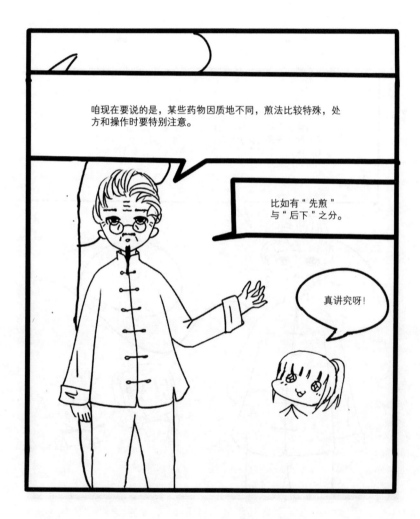

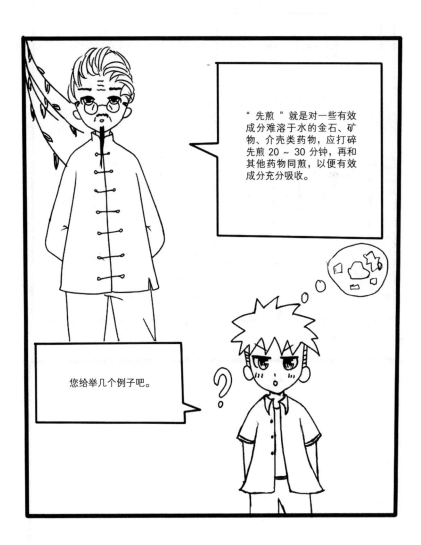

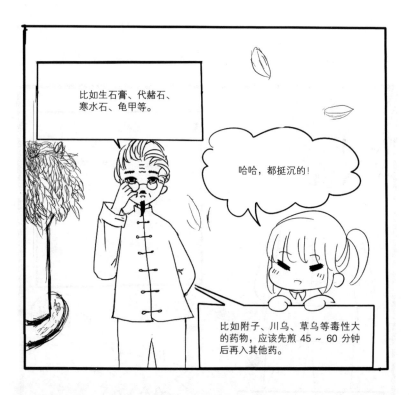

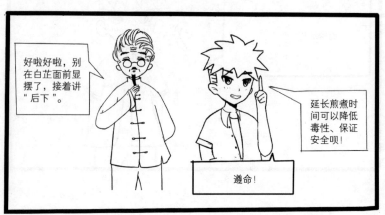

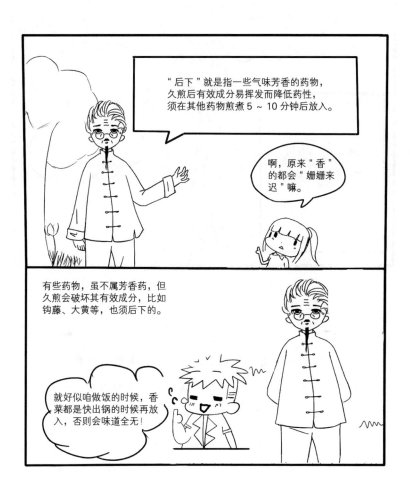

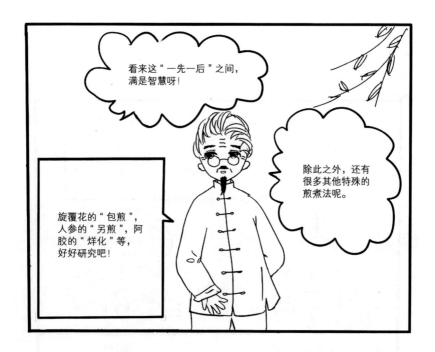

　　汤剂是中药最为常用的剂型之一，自殷商伊尹创制汤液以来便沿袭传承至今，历用不衰。汤剂的制作对煎具、用水、火候、煮法都有严格要求。或是坚"硬"顽强的石膏，或是暗"香"浮动的砂仁，或是"粉"身碎骨的蒲黄，或是位高权"贵"的人参，都"融"入砂锅，化作热气腾腾的药液，温润人们的心田！

第四章

中药的分类与采收

匠心独运的中药命名

导读：

有时候，我们一直在想，是哪些智者为这一味味中药起了如此动听的名字，让它们流芳千古，为后世敬仰与膜拜。在这一个个名称的背后，隐藏的是婉转的故事，寄托的是悠长的情感，积淀的是厚重的文化，彰显的是历史的自豪。

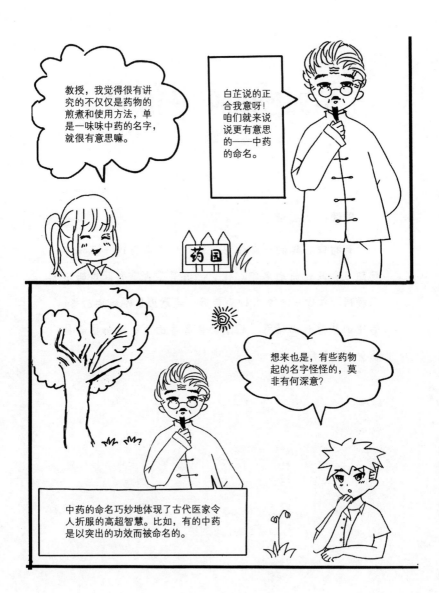

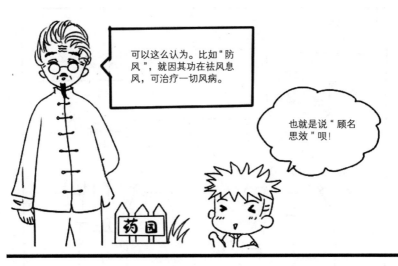

可以这么认为。比如"防风"，就因其功在祛风息风，可治疗一切风病。

也就是说"顾名思效"呗！

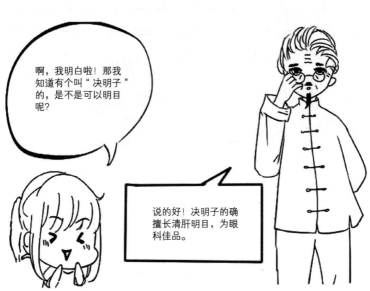

啊，我明白啦！那我知道有个叫"决明子"的，是不是可以明目呢？

说的好！决明子的确擅长清肝明目，为眼科佳品。

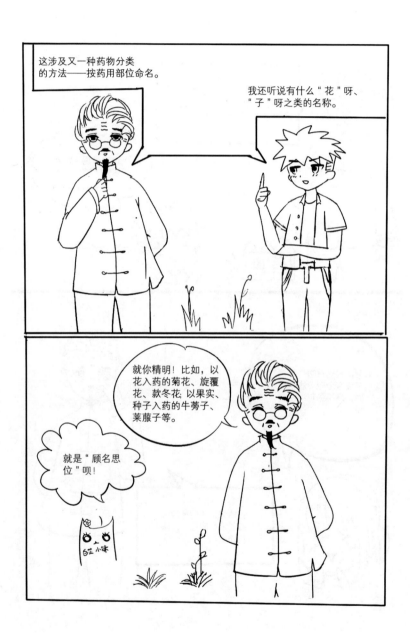

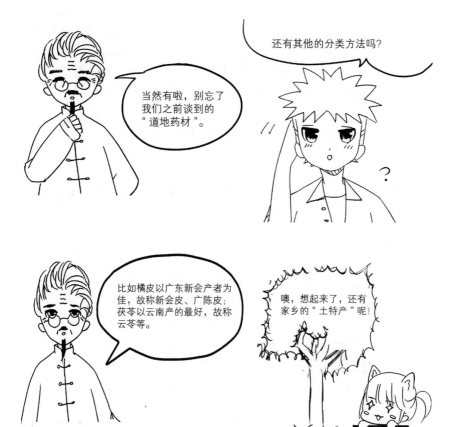

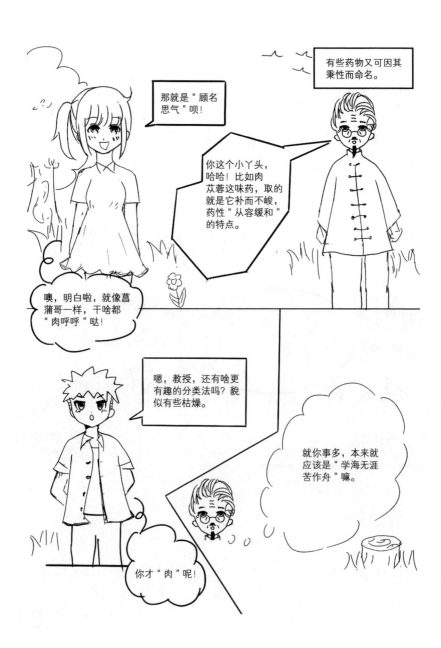

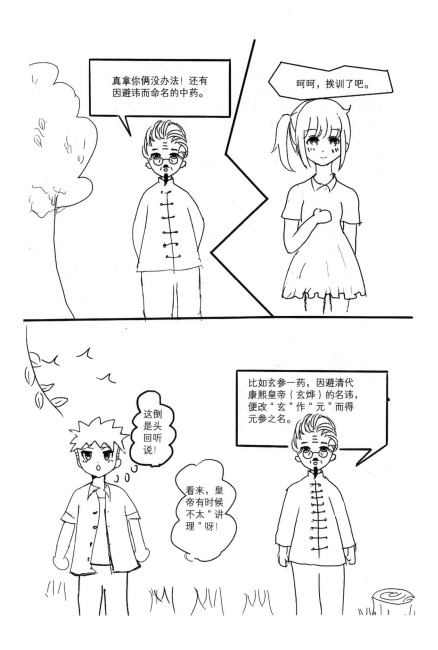

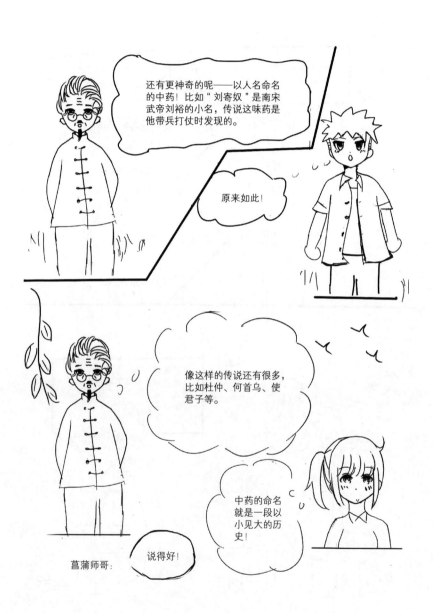

中药命名的方式还有很多，比如因形态而命名的大腹皮、乌头；因气味而命名的麝香、败酱草；因生长季节而命名的半夏、冬虫夏草等。秀美的"身条"，姣好的"面容"，再加上匠心独运的好名字——中药啊，叫我怎能不爱你，不为你倾注终生呢！

深入民间的走方医药

导读：

走方医巡游江湖，行踪不定的特点或许决定了他们并不那么容易流芳千古，但看似"难登大雅之堂"的他们，却在跋山涉水的艰苦临证中将中医药简、便、廉、验的特长发挥得淋漓尽致。走方医药，别样精彩！

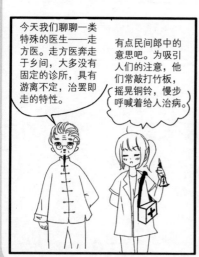

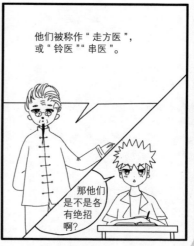

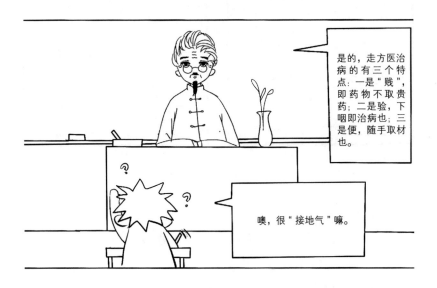

是的，走方医治病的有三个特点：一是"贱"，即药物不取贵药；二是验，下咽即治病也；三是便，随手取材也。

噢，很"接地气"嘛。

是的。他们的秘籍大多为口耳相传，避免了儒医系统的繁冗复杂，在简洁与直白中彰显中医的特色与魅力。

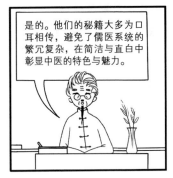

那古代的走方医多不多呢？

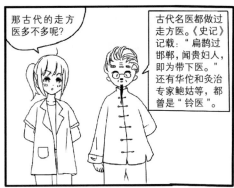

古代名医都做过走方医。《史记》记载："扁鹊过邯郸，闻贵妇人，即为带下医。"还有华佗和灸治专家鲍姑等，都曾是"铃医"。

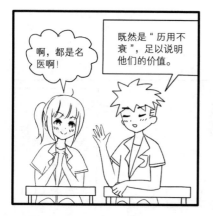

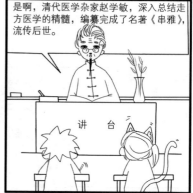

中国的民间医学源远流长.《黄帝内经》《伤寒论》《金匮要略》以及《肘后备急方》《千金方》《外台秘要》等古代医学著作,都记载了相当数量的民间疗法和单验方.这些民间医学的精华已成为中医学不可缺少的重要组成部分.走方医学历经千年而不衰,足见其宝贵价值,但在运用中也要注意取其精华,去其糟粕,方能更好地为人民健康服务.

药材好，药才好

导读：

　　哪儿的药最正宗、最优效？这是医患双方都十分关注的问题。正如寇宗奭在《本草衍义》中说："凡用药必择土地所宜者，则药力具，用之有据。"

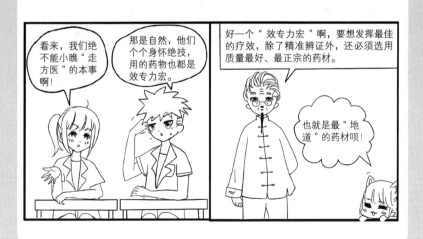

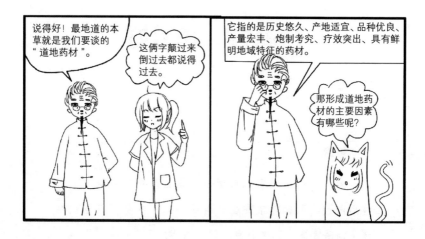

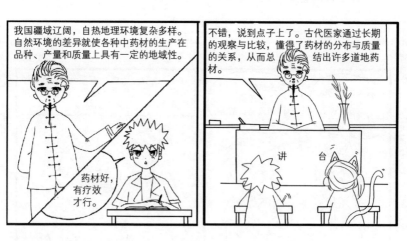

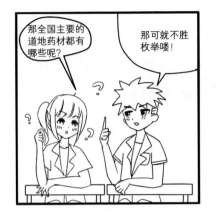

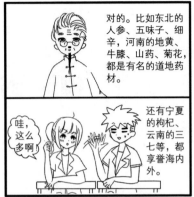

　　古今医家都喜欢使用道地药材。在中医处方上，许多药名前都标有"川""云""广"等字样。我国幅员辽阔，天然药物分布广泛。近年来，随着中药科研水平的不断提高，许多药物已经能够人工栽培，并在许多地方推广。长期的临床实践告诉我们，重视中药质量与产地的关系，强调道地药材的开发与应用，对于保证疗效具有十分重要的意义。

柳枝搅拌不停手

导读：

看似一个"奇怪"的动作，却展现出中药制药的深刻义理和独特魅力，充分展现出中国古人的高超智慧，即便是身处现代社会的后辈子孙，依然赞叹不已！

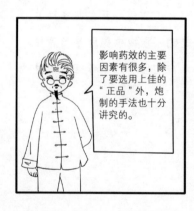

影响药效的主要因素有很多，除了要选用上佳的"正品"外，炮制的手法也十分讲究的。

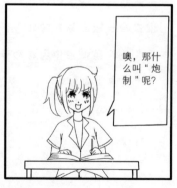

噢，那什么叫"炮制"呢？

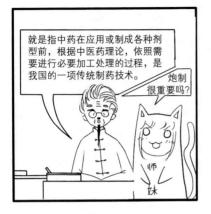

就是指中药在应用或制成各种剂型前，根据中医药理论，依照需要进行必要加工处理的过程，是我国的一项传统制药技术。

炮制很重要吗？

师妹

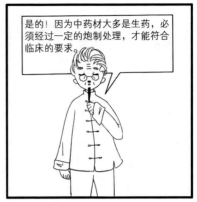

是的！因为中药材大多是生药，必须经过一定的炮制处理，才能符合临床的要求。

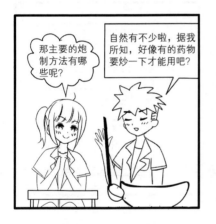

那主要的炮制方法有哪些呢？

自然有不少啦，据我所知，好像有的药物要炒一下才能用吧？

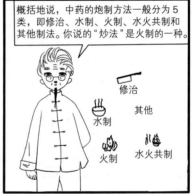

概括地说，中药的炮制方法一般分为5类，即修治、水制、火制、水火共制和其他制法。你说的"炒法"是火制的一种。

修治

其他

水制

火制　水火共制

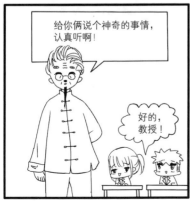

给你俩说个神奇的事情，认真听啊！

好的，教授！

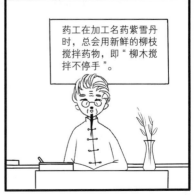

药工在加工名药紫雪丹时，总会用新鲜的柳枝搅拌药物，即"柳木搅拌不停手"。

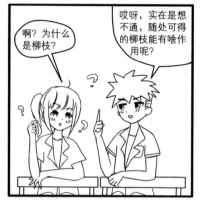

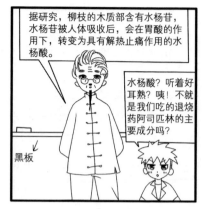

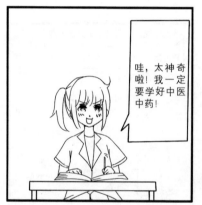

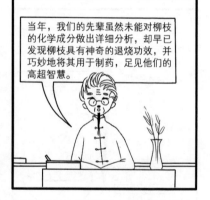

　　柳枝伸手即得，药源丰富。除用于退烧外，在临床上亦常用于治疗心、肺、肝等疾病。柳枝熬制成糖浆，可用于防治冠心病；柳枝切碎，水煎服，可防治慢性支气管炎；柳枝外用还可治烧烫伤，将新鲜柳枝烧成炭状，研末过筛，用香油调成稀膏，涂敷创面，用于小面积烧伤，疗效较佳。在"柳枝搅拌不停手"的俗语中，突凸了祖国医药的博大精深和匠心独运，令人如醉如痴。

三月茵陈四月蒿

导读：

小小的茵陈给"建安三神医"华佗开了一个小小的玩笑，"三月茵陈四月蒿"的药谚从而流传后世，也揭开了"退黄第一品"的神秘面纱。

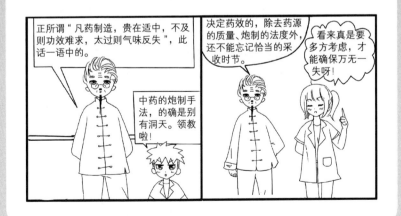

正所谓"凡药制造，贵在适中，不及则功效难求，太过则气味反失"，此话一语中的。

中药的炮制手法，的确是别有洞天。领教啦！

决定药效的，除去药源的质量、炮制的法度外，还不能忘记恰当的采收时节。

看来真是要多方考虑，才能确保万无一失呀！

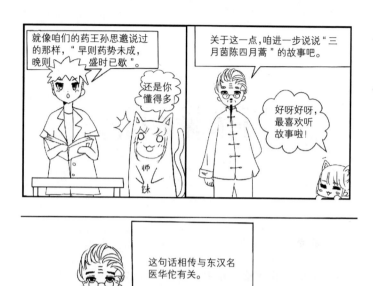

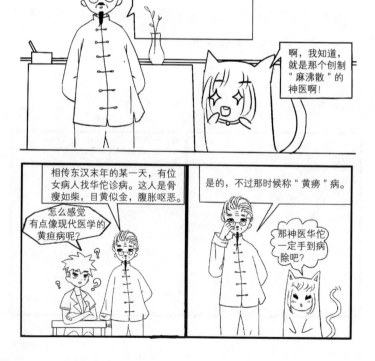

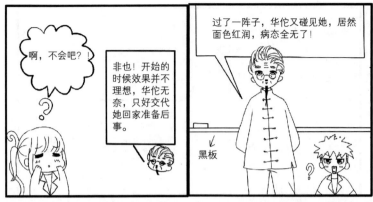

啊，不会吧？

非也！开始的时候效果并不理想，华佗无奈，只好交代她回家准备后事。

过了一阵子，华佗又碰见她，居然面色红润，病态全无了！

黑板

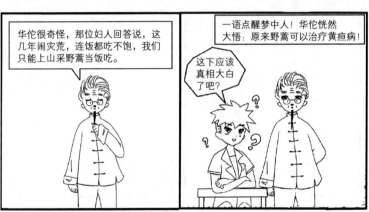

华佗很奇怪，那位妇人回答说，这几年闹灾荒，连饭都吃不饱，我们只能上山采野蒿当饭吃。

一语点醒梦中人！华佗恍然大悟，原来野蒿可以治疗黄疸病！

这下应该真相大白了吧？

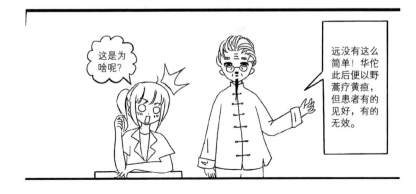

这是为啥呢？

远没有这么简单！华佗此后便以野蒿疗黄疸，但患者有的见好，有的无效。

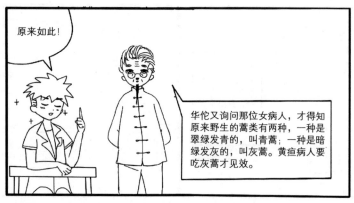

原来如此！

华佗又询问那位女病人，才得知原来野生的蒿类有两种，一种是翠绿发青的，叫青蒿；一种是暗绿发灰的，叫灰蒿。黄疸病人要吃灰蒿才见效。

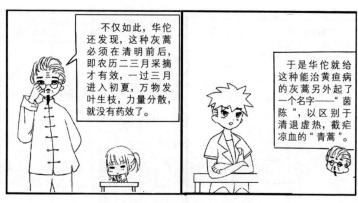

不仅如此，华佗还发现，这种灰蒿必须在清明前后，即农历二三月采摘才有效，一过三月进入初夏，万物发叶生枝，力量分散，就没有药效了。

于是华佗就给这种能治黄疸病的灰蒿另外起了一个名字——"茵陈"，以区别于清退虚热、截疟凉血的"青蒿"。

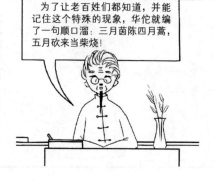

为了让老百姓们都知道，并能记住这个特殊的现象，华佗就编了一句顺口溜：三月茵陈四月蒿，五月砍来当柴烧！

《千金翼方》中说："夫药采取，不知时节，不以阴干曝干，虽有药名，终无药实。故不依时采取，与朽木不殊，虚费人工，卒无裨益。"茵陈的故事提醒我们，中药在疗疾时也有"过期不候"的"小性格"，实在很耐人寻味。我们在慨叹茵陈退黄效专力宏时，是不是也应为华佗先生的实践精神点个赞呢？

百花药苑的奇葩
——民族药

导读：

在中医学的百花园中，少数民族医药绝对是一朵盛开的奇葩，它们以独特论治体系和诊病原则，为各民族的健康与繁衍做出了重要的贡献。

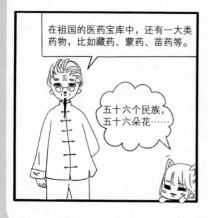

在祖国的医药宝库中，还有一大类药物，比如藏药、蒙药、苗药等。

五十六个民族，五十六朵花……

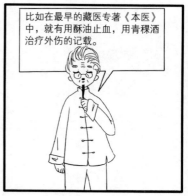

比如在最早的藏医专著《本医》中，就有用酥油止血，用青稞酒治疗外伤的记载。

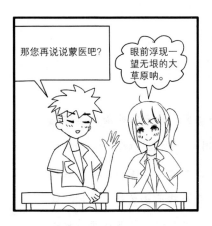

那您再说说蒙医吧？

眼前浮现一望无垠的大草原呐。

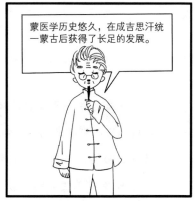

蒙医学历史悠久，在成吉思汗统一蒙古后获得了长足的发展。

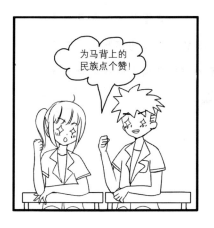

为马背上的民族点个赞！

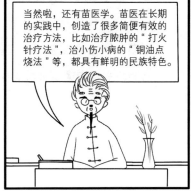

当然啦，还有苗医学。苗医在长期的实践中，创造了很多简便有效的治疗方法，比如治疗脓肿的"打火针疗法"，治小伤小病的"铜油点烧法"等，都具有鲜明的民族特色。

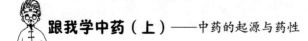

　　民族药发源于少数民族地区，具有鲜明的地域性和民族传统。据初步统计，全国55个少数民族，80％的民族有自己的特色药物，其中有独立的民族医药体系的约占1/3。新中国成立以来，由于党和政府的关怀、重视，民族医药的发掘、整理、研究工作取得了显著成果，出版了一批全国和地区性民族药专著。我国各民族医药并存发展、相得益彰，充分显示了各民族间团结和睦、共同繁荣的大家庭关系。民族药的健康发展，必将为中华民族的振兴和富强做出应有贡献。